# NTB-A
## 당뇨를 잡아라

# NTB-A
## 당뇨를 잡아라

지 은 이 | 김동철
펴 낸 이 | 김원중

편 집 주 간 | 김무정
기　　획 | 허석기
디 자 인 | 옥미향
제　　작 | 박준열
관　　리 | 차정심
마 케 팅 | 박혜경, 이기남

초판인쇄 | 2019년 03월 29일
초판발행 | 2019년 04월 05일

출판등록 | 제313-2007-000172(2007.08.29)

펴 낸 곳 | 도서출판 상상나무
　　　　　상상바이오(주)
주　　소 | 경기도 고양시 덕양구 행주산성로 5-10
전　　화 | (031) 973-5191
팩　　스 | (031) 973-5020
홈 페 이 지 | http://smbooks.com
E - m a i l | ssyc973@hanmail.net

ISBN 979-11-86172-52-0 (03510)
값 13,800원

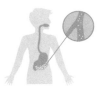

수천년 이어온 중국의학이 밝혀낸 당뇨치료의 신비

# NTB-A
## 당뇨를 잡아라

김동철 생명공학박사 지음

상상나무

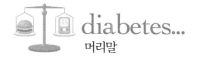
diabetes...
머리말

최근 우리나라에도 당뇨 대란이라 할 만큼 당뇨병 발병률이 급상승하고 있습니다. 1970년대 전체인구의 1~3% 수준이었던 당뇨병이 1980년대 3~10%로 증가했으며, 2000년도에 이르러 전 국민의 약 10%가 당뇨병 환자인 것으로 나타났습니다. 그중 40대 이후 10명 중 4명은 본인도 모르게 당뇨가 현재 진행되고 있는 진행형 당뇨입니다. 당뇨가 국민병이란 말이 무색하지 않습니다.

특히 당뇨병이 급격히 늘어난 것은 지속적인 경제 발전으로 식생활의 향상과 더불어 고칼로리 식사와 잦은 음주 및 스트레스 때문입니다. 따라서 정기적인 신체 검진을 통하여 조기에 당뇨를 발견하여야 하며 가급적 50대 이전 부터 당뇨를 관리하는 습관을 길러야 하겠습니다.

1980년대 중반 제가 제약회사 연구원으로 근무할 시절에는 주로 비타민류, 소화제, 간장약들이 주로 연구대상이었습니다. 그런데 1980년대 후반부터는 고혈압, 당뇨제품을 연구하는 데 더 많은 시간을 쏟게 되었습니다.

　그러나 아직까지도 뚜렷한 당뇨치료 제품이 개발되지 않고 있는 실정을 감안하면 당뇨를 연구해 온 한 개인으로서도 당뇨로 고통 받는 환자분들께 대단히 미안한 마음이 듭니다.

　현재 널리 실행되고 있는 방법인 혈당강하제 복용, 인슐린 주사 및 식사통제방법 등은 본인이 연구한 바로는 아쉽게도 완쾌가 어렵겠다는 느낌을 지울 수 없습니다.


　이 책에서는 미국과 중국 현지 병원 및 국내 한방의원에서 당뇨전문 의사들과 수년간 임상 연구한 경험을 바탕으로 치료할 수 있는 방법을 소개하고자 합니다. 상업적인 의도로 책을 썼다고 오해하는 분들이 있는데 열린 마음을 가지고 봐 주시면 감사하겠습니다.

　그래서 이 책에서는 기본적인 당뇨 지식과 함께 당뇨로 고생하시는 분들의 체험사례 위주로 충실히 담아 보고자 노력했습니다.

　혈당수치가 높아 당뇨판정을 받으셨다면 당황하지 마시고 이 책을 꼼꼼히 숙독하시면서 책에서 설명하는 방법대로 실행하시길 권해 드립니다. 그러면 여러분께서는 평소와 같이 일상생활에 별 어려움 없이 생업에 종사하실 수 있을 것입니다.

또한 스스로 지나온 나 자신을 되돌아보면서 스트레스 받는 상황은 없었는지, 다혈질이 되거나 매사에 화를 불러 일으키는 생활 속에서 살고 계시지는 않은지 등을 천천히 살펴보십시오.

이 모든 것이 당뇨의 하나의 원인이 되므로 마음을 다스리며 차분하게 생활하시는 것이 당뇨병을 낫게 하는데 매우 중요합니다.


아울러 이 책을 집필하는데 많은 도움을 주신 김태준 교수(중국 중의학 당뇨전문, 의사)와 김교수의 장녀분(중국 내과 의사, 당뇨전문)께 깊이 감사드립니다. 아울러 이 책을 반드시 끝까지 읽어 주시길 부탁드리며 당뇨 환자 여러분들의 쾌유를 빕니다. 감사합니다.

2019년 3월 파주 연구실에서

김동철 박사

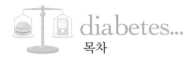

diabetes...
목차

Part
4   NTB-A 추출물을 개발하기까지

Part
5 | 환자들에게 직접 듣는 당뇨치료 및 회복 사례

부록

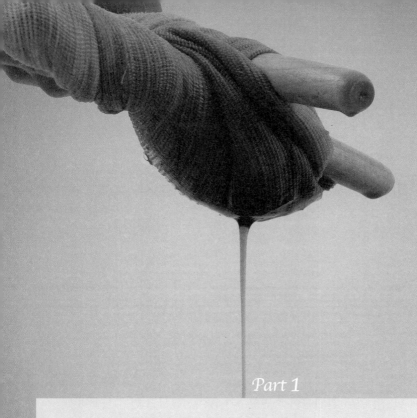

# Part 1

# 당뇨는 어떤 병인가?

**신체의 5장(간장, 신장, 췌장, 심장, 폐), 6부(위장, 소장, 대장, 방광, 쓸개, 삼초)에** 이상이 생기면 서서히 혈압과 혈당이 상승하게 된다. 특히 췌장, 신장, 간장의 기능이 현저히 떨어지면 혈당이 상승하여 당뇨병의 진행 속도가 빨라진다. 따라서 강하제를 복용하여 혈당수치를 인위적으로 정상으로 떨어뜨리는 것도 중요하지만 더 중요한 것은 5장 6부의 기능을 정상화하여 신체의 신진대사가 원활하게 잘 이루어지도록 하는 것이 매우 중요하다.

# diabetes...01

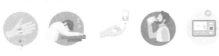

# 당뇨병(糖尿病)의 역사를 알아보자

    수 백 년 전, 일부 환자들이 소변횟수가 많아지면서 소변이 신발에 떨어진 후 말라서 백색분말 상태로 되고 땅에 떨어지면 많은 개미들이 모여드는 것을 발견하였다.

    후에 어떤 사람이 그 소변의 맛이 달다는 것을 알게 되었고, 이러한 증상이 있는 사람들이 물을 많이 마시는 현상을 발견하여 이 병을 "소갈(消渴)"이라 하였다.

    서양에서도 몇 백 년 전에 이 같은 발견을 했는데 소변이 당(糖)처럼 달다고 해서 "당뇨병"이라 부르게 되었다.

    현대에 이르러서는 이제 소변 맛을 보면서 당뇨병 진단을 할 필요가 없게 되었다. 하지만 혈당이 어느 정도 높아져야 당뇨병으로 진단할 수 있느냐 하는 문제는 아주 오랜 과정을 거쳐서야 해결이 되었다.

연구 결과 소변에 당이 있으면 혈당이 정상치를 훨씬 초과한다는 사실을 발견하였다. 혈당이 높으면 신장(腎臟)은 그에 상응한 반응을 하는데 신소구(腎小球)가 당을 여과한 후 신소관(腎小管)은 다시 그것을 흡수한다.

그런데 혈당이 일정한 높이에 이르러 신소관이 흡수할 수 없게 되면 소변에 당이 나타난다. 이것은 마치 하천에 물이 많으면 댐을 넘치게 하는 것과 같은 원리라 하겠다. 이 "댐"의 높이를 "신당역(腎糖驛)"이라 한다. 신당역은 사람에 따라 다른데 연령이 높음에 따라 신당역도 높아질 수 있다.

혈당이 어느 정도 높아야 당뇨병으로 진단할 수 있는가? 일반적으로 당이 장기간 신당역을 초과하면 당뇨병 환자의 미혈관(微血管) 합병증이 명확하게 증가되며 이로서 당뇨병임을 확인할 수 있다.

그 표준은 〈표 1〉과 같이 공복혈당이 126mg/dℓ 이상이거나 혹은 당분을 복용해서 2시간 후 혈당이 200mg/dℓ 이상인 경우이다.

표 1_ International Diabetes Center 기준 (단위:mg/dℓ)

| 판정 | 공복시 혈당 | 식후 2시간 후 |
|---|---|---|
| 정상 | 110 미만 | 140 미만 |
| 공복혈당 장애 | 110~125 | 140 미만 |
| 내당능 장애 | 126 미만 | 140~199 |
| 당 뇨 병 | 126 이상 | 200 이상 |

표에서와 같이 공복혈당 장애와 내당능 장애는 당뇨병으로 진행될 가능성이 높으므로 이를 예의주시하면서 정기적인 혈당검사가 필요하다.

## 당뇨병은 유전될까?

Yes or No.
어느 쪽이라고 단언할 수 없다. 하지만 당뇨병은 유전될 수 있다. 당뇨병 환자의 친족에게 나타나는 발병률이 비 당뇨 환자의 친족보다 높기 때문에 당뇨병은 유전 경향이 있다고 할 수 있다. 따라서 부, 모, 혹은 그 일방이 당뇨병 환자라면 그 자녀들은 반드시 정기적으로 혈당검사를 실시하여 조기에 발견하고 치료해야 한다.

# diabetes...02

# 부모가 당뇨병이라면 그 유전확률은?

한마디로 말하면 당뇨병은 유전병이 아니지만, '당뇨병에 걸리기 쉬운 체질'은 확실히 부모로부터 물려받는다. 양친의 어느 한쪽에 당뇨병이 있는 사람은 없는 사람의 2배 가깝게 당뇨병에 걸린다고 알려져 있다.

그러나 사실은 '당뇨병에 걸리기 쉬운 체질'에 '그 외의 원인들'이 합쳐져서 비로소 당뇨증이 발병하는 것이다.

부모 중 한 명이 당뇨병이면 30% 정도 유전되며, 양쪽이 당뇨병이면 60% 유전된다고 보고되고 있다. 당뇨병은 이제 부끄러운 병이 아니라 누구나 발병할 수 있는 병이다. 따라서 정기적인 검진과 관리만 되면 결코 무서운 질병이 아니다. 따라서 평소 정기적인 검진이 절실히 요구된다.

특히 청소년들에게 비만과 더불어 당뇨 환자가 급증하고 있어 심각한 사회문제가 되고 있다. 이들이 성인이 되어 또다시 2세가 당뇨가 될 확률이 높아 세심한 주의가 요구된다.

'당뇨병에 걸리기 쉬운 체질' 외에 '그 외의 원인들'에는 비만과 운동부족, 스트레스, 감염증 등이다. 당뇨병으로 고생하는 환자가 자식에게 규칙적인 식사와 운동 등을 올바르게 지도한다면 장래 그 자녀가 당뇨병에 걸리는 것을 막을 수 있는 셈이다.

# diabetes...03

# 당뇨병과 수면의 상관관계

주로 음식절제, 신체단련 및 약물치료로 이루어진다. 이를 위해서는 자가 혈당검사를 통해서 병세를 관리하는 것과 당뇨병 관련 교육이 매우 중요하다. 하지만 때로는 이와 같은 유사한 조치를 취해도 혈당의 변화가 심한 이유는 무엇일까?

최근 발표된 벨기에 전문가의 연구에 의하면 수면의 질이 이에 영향을 주는 요소 중 하나이다. 예로서 부신피질호르몬(부신에서 분비되는 호르몬으로 주로 탄수화물과 무기질 대사에 관여)은 아침에 많이 분비되고 저녁에 적게 분비되므로 아침이면 정신이 맑아진다.

3교대로 작업하는 사람의 아침 출근이 밤 출근으로 바뀌면 처음 며칠간은 적응하기 어려운 법인데, 이는 바로 호르몬 분비 체계가 일주일 좌우가 흘러야 바뀌기 때문이다. 즉, 저녁 출근 때 분비가 많아지게 된다.

장거리 비행에서 시차에 적응하기 어려운 것도 이 때문이다.

하지만 일부 호르몬은 수면과 직접 연관된다. 그 예로 생장호르몬은 수면에 진입해서 깊이 잠들었을 때 분비가 가장 많고 수면하지 않거나 깊은 잠에 들지 않을 때 분비가 적어진다. 하루 중의 활동하지 않는 시간대 혹은 수면의 질 차이에 의해서도 혈당 수준이 달라진다. 이러한 요소들이 인슐린의 분비와 작용에 영향을 주기 때문이다. 이외에 정신이 긴장하거나 자극을 받아도 혈당파동이 더욱 커진다.

결론적으로 수면의 질이 좋으면 혈당관리가 유리하다. 고품질의 수면이란 규칙적인 수면, 깊고 편한 수면, 악몽이 없고 이튿날 정신이 맑은 수면을 말하는데, 이렇게 하면 혈당이 좋아질 수 있다. 만약 수면 시간이 일정하지 않거나 밤을 새거나 실면 혹은 깊이 잠들지 못하고 자주 놀라 깨거나 악몽을 꾸게 되면 혈당이 높아지게 된다.

고품질의 수면을 보장하기 위해서는 낮에 적당한 체력 활동을 하는 것 외에 마음이 유쾌하고 지나친 걱정과 격동정서가 없어야 하며, 특히 화를 내는 일이 없어야 한다. 또 평소 안정된 마음을 가지고 생활하여, 수시로 발생할 수도 있는 불유쾌한 일도 긍정적으로 처리할 수 있어야 한다.

일부 당뇨병 환자들은 확진을 받게 되면 곧 "불치병", "종신병", "음식을 먹을 수 없는 병"에 걸렸다고 생각하며 절망하게 된다. 혹자는 여러 가지 합병증이 발생하는데 이로써 하루 종일 우울하고 근심이 쌓여 있으며 안절부절 못하는데 이렇게 하는 것은 혈당관리에 매우 불리하다.

모든 병을 자신과의 싸움이라 여기고 당뇨병이라는 판정을 받은 순간

부터는 더욱더 긍정적인 마음가짐으로 치료에 임해야 빠른 효과를 기대할 수 있다.

물론 그렇다고 해서 암과 같이 당장 죽을병이 아니기 때문에 별 신경도 쓰지 않고 남의 일처럼 무관심 하라는 말은 결코 아니며, 적극적으로 관리와 치료에 임해야 하겠다.

모든 병이 마음먹기에 달렸지만 치료하겠다는 확고한 의지만 있으면 당뇨는 반드시 치료되고 완치할 수 있다.

당뇨 환자들의 마음이 유쾌해지고, 늘 숙면을 취하게 되길 기원한다!

# diabetes...04

# 삼다일소(三多一少) 현상

당뇨병에 걸려도 "삼다(三多)" 현상이 없을 수도 있다. 삼다현상이란 다음(多飮, 물을 많아 마시는 증상), 다식(多食, 음식을 많이 먹는 것), 다뇨(多尿, 소변이 자주 마려운 증상)를 말하며 이러한 요소들이 당뇨병의 증상이다. 일소(一少)는 체중 감소를 말한다.

평소 어떤 사람은 체격도 좋고 신체가 건강한 편이며 식사량도 많았기에 건강한 것으로 판단했으며 본인에게 병이 있으리라고는 생각하지 못하였다. 하지만 병원 신체검사에서 종합검사를 실시한 결과 공복혈당이 높다는 것이 발견되었고 요당(尿糖)도 양성으로 나타났다. 중복검사의 결과도 마찬가지였다.

의사는 그가 제2형 당뇨병에 걸렸다고 진단했다.

그는 "왜 나의 당뇨병은 아무런 증세도 없었는가?" 라며 매우 이상하게 생각했다. 사실 이런 무증세 제2형 당뇨병은 생소한 것이 아니다. 특히 정신노동자들 중 대부분 환자에게서는 증세가 나타나지 않기에 연례 정기검사나 혹은 다른 병으로 입원했다가 뒤늦게 발견되곤 한다.

사실 다음, 다뇨 증세는 혈당농도가 매우 높아야 선명하게 나타나는 반면에 다식에 대해서는 일반적으로 신체가 건강한 것으로 오해하고 당뇨병의 증세로 인정하지 않는다.

체중 감소는 노인들에게 다이어트로 잘못 인정되어 다식과 여위는 증세가 매우 심해질 때에야 병증을 느끼고 의사를 찾는다. 통계에 따르면 제2형 당뇨 환자 중 무증세 환자가 약 57%이고 체중 감소 환자가 약 35%이며 실제로 다음, 다뇨 증세가 있는 환자는 겨우 8%밖에 되지 않는다.

국민생활수준이 높아짐에 따라 음식구조가 바뀌면서 당뇨병 발병률도 갈수록 높아지고 있다. 몇 년 전 한국에서 개최된 국제당뇨병학회 서태평양지역회의에서 발표된 보고 자료에 의하면 성인 남녀의 당뇨병 발병률이 평균 8%에 달했다. 이외 당분 내구량 감퇴자(아직 당뇨병에 도달하지 않은 일종에 기능 이상 현상)가 10.5%에 달하는 것으로 나타났다.

검사 중 새로 발견된 당뇨병 환자는 기존 환자의 1.7배에 달했으며 뿐만 아니라 새로 발견된 환자 대부분이 무증세 환자였다. 일본과 대만의 당뇨병 발병률도 한국과 비슷한 것으로 나타났다.

특히 일본은 대단히 심각한 상황으로 일본의 음식 문화가 거의 단맛에 익숙하여 일본인들이 달지 않으면 잘 먹지 않는 경향이 있다. 이 결과 일본인의 약 70% 이상이 당뇨병에 노출됨으로 우려의 목소리가 높은 실정이다. 동시에 싱가포르와 모리셔스의 화교들도 당뇨병의 발병률이 원래 높았는데 지금도 계속 증가하고 있다.

일부 당뇨병 환자들은 삼다일소 증세는 없지만 또 다른 증세가 우리의 경각심을 불러일으키고 있다. 그 예로 피부에 부스럼과 종기가 생기고 요도 감염과 담낭염이 반복되며, 부녀 외음부 소양(瘙痒), 백내장 조기 출현 등 현상이 나타난다. 일단 이런 증세가 보이면 즉시 병원에 가서 검사를 진행하여 당뇨병이 아닌가를 확인해야 한다.

총체적으로 정기검사, 조기발견, 조기치료는 무증세 당뇨병을 예방하고 치료하는 3개 필수 요소이며 당뇨병 환자가 정상인과 마찬가지로 생활하며 지낼 수 있는가 하는 중요한 부분임을 잊어서는 안된다.

# diabetes...05

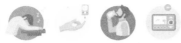

# 당뇨병과 결혼의 상황관계는 무엇일까?

생활수준의 향상과 함께 당뇨병 발병률이 갈수록 높아지고 있다. 이는 주로 제2형 당뇨병을 두고 하는 말인데, 이 유형은 유전요소 외에는 노화와 비만인 사람, 그리고 활동량이 적은 사람들에게 많이 발생한다.

이러한 요소들을 제외하면 또 어떤 요소가 당뇨병을 유발할 수 있는가?

미국당뇨병학회 연구에서 텍사스 대학의 전문가들은 제2형 당뇨병 발병이 결혼상황의 양호 여부와도 관계가 있다고 주장했다. 그들은 1,887명의 기혼 비 당뇨병 환자에 대해 검사를 진행했다. 연령은 25~64세였으며, 7~8년 후 1,187 명을 다시 찾아 중복검사를 할 수 있었다.

두 차례 검사는 당뇨병 관련 진단과 9가지 내용의 결혼상황을 조사하였는데, 부부사이가 양호한가 아니면 반대인가 하는 것을 알아보았다. 이 내용에는 경제곤란과 성생활의 만족도에 대해서는 포함되지 않았고 주로 쌍방의 감정 등의 문제를 다루었다.

조사결과 8년 후, 부부사이가 양호하지 않는 사람들의 당뇨병 발병률이 부부사이가 양호한 사람들보다 2배 이상 높았다. 또한 이미 이혼한 사람들의 발병률이 여전히 매우 높다는 것을 발견했다. 이와 같은 이유에 대해서 아직 명확한 해답이 없었으나 그 원인에 대한 해석은 가능하다. 즉, 정신과 정서가 긴장하면 혈당이 높아질 수 있으며 혈당이 높아지면 당뇨병이 발생할 수 있다는 것이다.

그들의 연구가 부부사이만을 대상으로 한 것이기에 결론은 이 정도일 수밖에 없으나, 이로써 알 수 있는 바는 당뇨병의 발생을 줄이려면 음식을 통제하여 영양과다를 막아야 하며, 적당한 체력활동으로 비만을 방지해야 하는 것 외에 한 가지 중요한 사항이 더 있다는 점이다.

정신감정이 당뇨병에 매우 중요하다는 사실 역시 집고 넘어가야 한다. 사업 실패 등으로 심한 스트레스를 받은 사람 중에 유독 당뇨병 환자가 많다는 것을 주지해야 할 대목이다.

스트레스와 관련하여, 우리의 신체는 스트레스를 받으면 스트레스에 대항하기 위해서 "코티졸"이라는 호르몬을 분비하게 되는데, 코티졸은 신장 위쪽의 부신(adrenal glands)에서 분비되는 호르몬으로서 일명 "스트레스호르몬" 이라고도 한다. 이때 코티졸 호르몬의 수치가 증가하면 공복 상태에서도 혈당이 높게 나타나서 혈당을 높이는 호르몬으로 알려져 있다.

코티졸의 역할은 간에는 포도당을, 근육에는 필수아미노산을 혈액속으로 유입하여 생명유지에 중요한 호르몬으로서 너무 많이 분비되어도 문제이고, 반대로 분비량이 적어도 문제이다.

그러나 정신적, 육체적으로 오래 스트레스가 지속되면 코티졸이 과다분비되는 상태가 장기간 지속되면, 혈당이 상승함과 동시에 긴장상태가 지속되어 집중력이 떨어지고 건망증, 면역력감소, 신경과민, 소화불량, 가슴 답답함, 숙면부족 등의 증상이 나타난다.

중요한 것은 스트레스가 지속되면서 코티졸의 과다 분비로 인해 신체는 혈당을 정상으로 유지하기 위해 췌장에서의 인슐린도 동시에 과다분비하게 하여 극기야 췌장은 인슐린 분비에 지쳐 제 기능을 발휘하지 못하는 경우가 발생하는 것이다. 그리고 최종적으로 당뇨병이 발생할 수 있다.

# diabetes...06

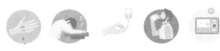

# 비만형 당뇨를 알아보자

얼마전까지만 해도 어린이가 제1형 당뇨병(인슐린 의존형, 췌장에서 인슐린 분비가 되지 않는 형)에 걸리고 성인만이 제2형 당뇨병(非 인슐린 의존형, 췌장에서 인슐린 분비가 되지만 분비량이 적거나 분비가 되어도 잘 작용하지 않는 형)에 걸린다고 이해했다.

뿐만 아니라, 제1형 당뇨병은 주로 유전과 관련되며 우리나라의 발병률은 백인종보다 매우 낮기에 우리나라 아동에 대한 영향이 크지 않다고 생각했다.

하지만 이러한 관점은 최근 다시 검토해볼 필요성이 제기되었는데, 미국당뇨병학회의 과학 세미나에서 몇 편의 논문이 주목을 끌었다. 미국 외 캐나다, 핀란드, 일본 등 각 나라들의 연구결과에 의하면, 공통점은 최근 아동 및 청소년의 제2형 당뇨병 발병률이 급속히 증가하고 있다는 것이다.

제2형 당뇨병 일부 검사 결과가 제1형 당뇨병과 같지 않고, 따라서 치료시 인슐린을 사용할 필요가 없다는 것 외에, 그 주요 특징은 거의 모두 비만 아동이라는 것이었다. 그 비만 정도는 아시아 아동들이 좀 경미했고, 중국과 미국, 스페인 아동들이 심각했다.

그런데 일부 연구에 의하면 연속 몇 년간 초·중등학교 아동들의 제2형 당뇨병 발병률을 조사했는데 결과는 해마다 증가하는 추세였으며, 최근 10~20년은 몇 배나 증가하였다. 미국 국내 조사결과에 의하면 비 백인종 청소년의 발병률이 백인종보다 높아 제1형 당뇨병과 다르게 나타났다. 한편 일본의 조사에서도 청소년 발병률이 높은 것으로 나타났다.

최근 영양 과다와 활동 감소로 비만 아동이 갈수록 많아지고 이로써 제2형 당뇨병도 증가하고 있는 것이다. 이런 환자들은 체내에 인슐린이 결핍된 것이 아니라 반대로 인슐린 과다로 인한 것이며, 체내의 인슐린이 정상기능을 발휘하지 못하므로 혈당이 높아지기 때문이다.

때문에 치료시 우선 음식을 자제하고 적당한 운동을 하면서 필요한 조치를 취해야 한다. 특히 가정에서 간식으로 먹는 피자, 햄버거, 치킨, 컵라면, 탄산음료 등은 비만과 더불어 소아당뇨의 원인이 되므로 어려서부터 가정에서는 철저하게 식습관을 교육해야 한다. 어려서의 식습관이 평생 식습관이 된다는 사실이다.

이러한 상황은 미국당뇨병학회 대회에서 큰 주목을 받았다. 우리나라에서는 유사한 연구 결과가 없지만 우리나라 아동의 비만 상황이 선진국 아동들의 비만 상황보다 양호하기에 이러한 제2형 당뇨병은 많지 않다.

하지만 국민생활수준의 향상과 더불어 소아당뇨의 대량 발생 가능성을 배제할 수 없다. 우리는 선진국의 교훈을 기억하고 우선 아동 음식(특히 학교 구내 및 생활 주변 음료수의 당분과다)의 과학성을 강조해야 하며 적당한 활동으로 비만 아동을 줄여나가야 한다.

비만 아동과 당뇨병 가족사가 있는 아동에 대해서는 정기적으로 혈당 검사를 진행하여 제2형 당뇨병을 조기에 발견하고 치료해야 한다.

특히 아동 당뇨병은 각종 신체 장기들이 성장기에 있기 때문에 그 기능이 현저히 떨어져 당뇨병이 발병하면 혈당관리가 어려워 인슐린 주사로 관리하는 사례가 많다. 이렇게 되면 부모들로서는 너무나 많은 고통을 겪게 되므로 이 역시 국가 차원에서 관리되고 시행되어야 한다.

# diabetes...07

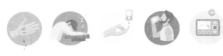

# 노인당뇨와 중년당뇨의 차이점

노인 당뇨병과 중년 당뇨병은 여러 측면에서 차이가 있어 상세하게 설명하자면 대단히 복잡하다. 여기에서는 임상에서 자주 볼 수 있는 문제만 간단히 설명하고자 한다.

당내량(糖耐量, 당뇨에 저항할 수 있는 힘)은 연령의 증가와 더불어 감소되기 때문에 노인 당뇨병 발병률은 중년보다 2~4배 높다. 뿐만 아니라 노인들의 당뇨병의 여러 현상들이 전형적인 패턴이 아니어서 "삼다일소(三多一少)" 증세가 매우 적으며 보통 합병증이 나타나고 진행되어 진단을 지나칠 가능성이 많다.

노인 당뇨병은 합병증이 많고 비교적 엄중하며 사망률이 높다. 특히 심뇌혈관 및 신경병변이 그러하다. 예로 심장병, 심근경색, 뇌혈관 이외 하지마비 등은 반드시 조기에 예방하고 치료해야 한다.

노인 당뇨병 환자의 혈당은 때로 불안전하여 당뇨병에 걸린 줄도 모르고 감염 또는 위장기능 혼란 혹은 당분이 많은 음식을 먹은 후 혈당이 급속히 높아져 의식을 잃기도 한다. 혈당이 무려 500mg/dℓ 이상에 도달하기도 한다.

반대로 혈당강하제를 사용한 후 감각 반응이 둔감해져 저혈당증이 발생할 가능성이 중년보다 높다. 때로는 저혈당 조기 경고증세가 없기 때문에 혈당이 매우 낮아 의식을 잃어야 발견되므로 생명이 매우 위험하다.

노인 환자는 치료에 대한 적응성이 낮기에 중년 환자에게 맞는 치료조치를 노인에게 적용하기 어렵다. 때문에 개별화된 치료를 진행해야 하며 개개인의 구체 상황에 따라 가능한 방안을 설정해야 한다. 일반적으로 노인에 대한 혈당기준은 중년처럼 엄격하지 않다. 상대적으로 18~36mg/dℓ 범위를 높이는 것이 70세 이상 노인에게 더욱 적합하다.

노인들의 음식 통제에서 장기적으로 형성된 음식 습관을 고친다는 것이 쉬운 일이 아니기에 동물성지방과 식사량을 제한하는 것 외에 음식물의 가지 수를 다양하게 제공해야 한다.

음식 선택에 있어서 소화가 잘되는 야채위주의 식단에 청국장과 같은 단백질과 여러 종류의 비타민류 및 무기질(칼슘, 철, 아연)을 적당히 보충해야 한다.

그래서 전체적인 영양균형을 갖춘 당뇨 환자용 식품을 권장하는 것이다. 노인들의 경우 영양이 불균형을 이루면 당뇨 합병증이 더욱 빨리 나타난다. 그 이유는 누구나 5장 6부의 기능이 저하되면 당뇨병이 쉽게 발병하기 때문이다. 여기서 당뇨 환자에게 당 수치가 높다고 소량의 식사를 권장하는 것은 매우 위험한 일이고, 균형 잡힌 식사를 통해 편식과 과식 없이 골고루 드시는 것이 매우 중요하다.

우리 신체는 영양이 부족하면 5장 6부의 기능이 저하되고, 5장 6부의 기능이 저하되면 혈압과 혈당이 상승하게 되고, 이것으로 인하여 당뇨 합병증이 가속화된다.

현재 일부 병원이나 식품전문가들이 당뇨 환자에게 식이요법이 필요하다며 무조건 식사를 통제하거나 제한하고 있는데 이는 당뇨환자에게는 대단히 위험한 것이다.

운동은 5장 6부의 기능을 강하게 한다. 그래서 특히 노인의 운동량은 개인의 신체상황에 따라 정해야 한다. 운동은 걷기운동도 좋으나 가급적 테니스, 축구, 마라톤, 자전거 타기와 같이 격렬한 운동이 좋다. 그래야 5장 6부가 튼튼해져서 당뇨병을 예방할 수도 있고 극복할 수도 있다.

노인의 약물치료에서 환자의 심장, 간장, 신장 기능 감퇴를 주목해야 한다. 먼저 검사를 정확히 진행한 후 합당한 약물을 사용해야 한다. 약물의 양은 적게 복합적으로 사용해야 하며, 혈당검사를 제대로 해야 한다. 특히 밤중의 저혈당으로 인한 아침의 반응성 고혈당을 약물량 부족의 근거로 삼아 양을 증가하면 저혈당으로 인한 위험이 발생할 수 있다.

# 주의해야 할 당내량 감퇴란?

당내량(糖耐量) 감퇴는 혈당이 정상인보다 높지만 당뇨병 진단표에는 도달하지 않는 상황을 말한다. 즉, 공복혈당 장애로, 그 수치를 보면 공복 시 혈당이 110~125mg/㎗ 이고, 식후 2시간 후 혈당이 140mg/㎗ 미만인 경우를 말한다.

이런 환자들은 아무런 증세가 없으며 특히 공복혈당은 정상일 수 있으나 식사 후에야 혈당이 높아진다. 이런 환자가 임신하면 태아에게 불리하다. 하지만 근본적으로 질병이라고 할 수는 없으나 당뇨병 발병 전의 한 과정에 있는 경우이다. 그러나 쉽게 당뇨병으로 전환되고 심혈관 질병도 동반하기에 반드시 주의해야 한다.

즉, 이런 환자는 5~10년 후 1/3이 당뇨병으로 전환되고 1/3은 정상을 회복했지만 1/3은 그 상태로 지속되었다. 40대 이후 중년의 경우 10명 중 4명꼴로 이 경우에 해당되며 결국 당뇨로 진행되는 진행형 당뇨(일명 1.5형 당뇨)로 봐야 할 것이다. 이 경우 어떻게 하면 당뇨병으로 전환되지 않고 심혈관 질병의 발생도 예방할 것인가 하는 것이 과제로 남는다.

심혈관 질병을 쉽게 동반하는 원인은 보통 비만(특히 복부비만), 고지혈증(혈액에 콜레스테롤 및 기타 잡질), 고혈압 등이 함께하기 때문이며 이런 요소들은 심혈관 질병의 원인이 되고 있다.

중국 고대 "황제내경(皇帝內徑)"은 "상공치미병(上工治未病)"이라 했다. 즉 훌륭한 의사는 예방을 위주로 한다는 뜻이다. 당내량 감퇴를 적극 예방하는 것이 당뇨병과 심혈관 질병을 예방하는 길이다. 그러자면 정기적으로 혈당검사를 하여 초기에 발견해야 하며 발견 후에는 반드시 고칼로리 음식을 자제하고 매일 규칙적인 운동을 통해 복부지방을 감소시켜야 한다.

# 당뇨병 검사는 선택이 아닌 필수

"당신에게도 당뇨병이 있을 수 있다."

박 사장은 올해 50세지만 신체 건강하고 평소 감기에도 잘 걸리지 않았다. 그러한 그가 최근 종합검진에서 공복혈당이 높고 요당이 양성이기에 제2형 당뇨병으로 진단되었다. 하지만 그는 식욕이 좋고 소변도 적으며 신체도 건강한데 어떻게 당뇨병이 있을 수 있냐고 의아해하며 반문한다. 이해를 돕기 위해 문답식으로 궁금한 사항을 알아본다.

문 : 나는 아무런 감각도 증세도 없는데 어떻게 당뇨병일 수 있는가?
답 : 당뇨병은 병세가 엄중해져야 증세가 나타난다.

초기에는 아무런 증세가 없을 수도 있다. 즉, 당뇨병으로 판정받는 순간 이미 3~5년 전에 당뇨병이 진행되었다고 보면 된다. 또 당뇨가 진행되면 혈당검사를 게을리 했다 하더라도 눈이 침침해져 평소 읽어왔던 신문인데도 글씨가 흐릿하여 잘 보이지 않게 되므로 알 수 있다. 당뇨병은 시력에 먼저 이상 현상이 나타나는 것이 기본이라 할 수 있다.

문 : 그렇다면 어떻게 해야 당뇨병을 발견할 수 있는가?
답 : 혈당 자가 측정 방법으로 공복혈당 및 식후 2시간 내의 혈당을 측정하되 약 2~3일 연속 측정한다.

문 : 누구나 해마다 이런 검사를 해야 하는가?
답 : 그럴 필요는 없다.

다만 당뇨병이 쉽게 발생할 수 있는 군체 즉, 연령이 비교적 많고(40세 이상), 음주와 흡연을 많이 하는 경우, 스트레스가 많고 기름진 음식으로 복부 비만이 심한 경우로, 성질이 심하게 다혈질이거나 짜증을 잘 내는 성격이거나 남을 자주 비꼬는 성질의 소유자로서 활동량이 적은 정신노동자가 주 대상이다.

문 : 그렇다면 당뇨병 검사는 어떻게 하는 것인가?
답 : 요당검사, 혈당검사, 포도당부하검사, 당화혈색소검사, C-펩타이드검사가 필요하다.

첫째, 요당검사

요당검사는 당분이 소변으로 얼마나 배출되느냐, 되지 않느냐에 대한 검사이며 검사결과 양성으로 나타나면 혈당검사를 해봐야 한다. 즉, 직장 신체검사에서 본인이 화장실에 가서 소변으로 확인하는 실험으로 병원에서도 할 수 있으나, 의료기 상에서 검사페이퍼를 구입하여 집에서도 간단히 할 수 있다.

이 경우 대개 혈당이 180mg/dℓ 이상 올라가야 소변에서 당이 검출되는데 요당이 검출되지 않아도 당뇨인 경우가 많으므로 정확도가 떨어져 혈당검사를 해 보는 편이 정확하다. 즉, 직장 신체검사의 페이퍼에 의한 요당 검사는 신뢰도가 적으므로 반드시 기기에 의한 혈당검사를 해야 한다.

둘째, 혈당검사

혈당검사는 요당검사보다 정확성이 뛰어나고 측정이 간편하여 대부분 이 방법을 사용하고 있다. 병원에서도 할 수 있지만 의료기 상에서 구입하고 항시 가정에서 비치하여 사용할 수 있으면 좋겠다. 혈당검사 방법은 식전과 식후 두 번을 해야 하는데 식전 검사는 식사를 하기 전 공복상태(앞전 식사 후 5~8시간 후)에서 검사를 하는 것이고, 식후 검사는 식사를 한 다음 2시간 후에 검사를 하는 것이다.

일반적으로 음식을 섭취하면 탄수화물은 위에서 소화되어 위장이나 십이지장에서 흡수된 후 1시간 정도 지나면 혈액에 도달하여 포도당으로 변한다. 이때 혈액에서의 혈당은 최고치를 나타낸 후(정상인은 180mg/dℓ

이하, 당뇨 환자 400mg/dl 이상) 서서히 떨어져 2시간 후면 정상인은 정상수치로 떨어지지만, 당뇨 환자는 떨어지는 속도가 느리거나 정상수치에 도달하지 않는다.

### 셋째, 포도당부하검사

포도당부하검사는 포도당 75g을 물 300ml에 녹여서 5분 이내에 마신 후 30분, 1시간, 1.5시간, 2시간 간격으로 혈당을 측정하여 200mg/dl를 넘는 수치가 몇 번인가를 알아보기 위한 검사이다. 만약 여기서 수치가 200mg/dl 이상이면 당뇨로 판정한다.

임신성 당뇨는 임신 24~48주 사이에 공복혈당이 105mg/dl 이상일 때, 100g의 포도당을 경구 투여한 후 1시간 혈당이 180mg/dl 이상, 2시간 혈당이 155mg/dl 이상, 3시간 혈당이 140mg/dl 이상 중 2개 이상에 해당될 때 임신성 당뇨라고 판정한다.

### 넷째, 당화혈색소검사

당화혈색소검사(Glycosylated Hemoglobin Assays: HbA1c)를 통해 환자의 혈액 속에 당화혈색소(HbA1C)를 측정하면 당뇨병을 조기에 진단할 수 있다. 당화혈색소는 헤모글로빈에 부착된 당의 비가 얼마인지를 나타내는 지표로 최근 3~4개월간 혈당의 평균 수치로서 이 기간 동안 당 조절이 잘 되었는지를 반영한다. 혈당조절이 잘 되지 않을 경우 이같은 당화혈색소는 7 이상 높아지게 된다. 일반적으로 당뇨병은 공복 시 혈장내 당 농도가 126(mg/dl)보다 높을시 진단된다.

결론적으로 당화혈색소란 3개월 동안 사람의 평균혈당수치이므로 병원에서 혈당검사를 하여 정상으로 나오더라도 당화혈색소가 높게 나타나면 좋지 않은 것으로 판단된다.

사람의 혈액 속 적혈구 안에는 혈색소(헤모글로빈)가 있으며, 이 적혈구에 포도당이 달라붙어 있는 혈색소를 당화혈색소라 한다. 이 혈색소는 우리의 몸에 산소를 공급해 주는 역할을 하는데 당이 달라붙어 있으면 정상적인 혈색소의 역할을 제대로 할 수가 없다.

당화혈색소의 수치는 적혈구 안에 들어 있는 혈색소 중 정상적인 혈색소와 당이 붙어 있는 혈색소의 비율을 나타내는 것이다. 당화혈색소의 정상치는 4~6% 범위이고, 7% 이상이면 경계수치이며, 9% 이상이면 경고수치라고 한다.


다섯째, C-펩타이드검사

C-펩타이드검사는 췌장의 기능을 알아보는 검사이다. 환자 본인이 현재 자신의 췌장에서 어느 정도의 인슐린이 분비되고 있는지를 알아보는 검사이며 당뇨병 판정에 대단히 중요한 검사이다.

예를 들면 당뇨병이란 췌장에서 인슐린이 분비가 안 되는 경우를 제1형 당뇨(선천성 당뇨, 전체 당뇨 환자의 5%)라 한다. 다음으로 췌장에서의 인슐린 분비가 적게 되거나, 또는 많이 되지만 제대로 신체조직에 작용을 못하여 인슐린 저항성이 나타나는 제2형 당뇨(후천성 당뇨, 전체 당뇨 환자의 95%)로 구분한다.

여기서 만약 개인들이 혈당검사를 실시한 후 혈당이 기준치 보다 높게 나타나는 경우에는 자신의 혈당이 제1형인지 아니면 제2형인지를 판단하여 치료에 임해야 할 것이다. 왜냐하면 췌장에서의 인슐린 분비가 정상이라도 간장이나 신장이 좋지 않은 경우와 고혈압이나 혈관에 콜레스테롤이 증가한 경우, 선천적으로 혈당이 기준에 벗어나는 사람 등 이와 같은 여러 가지 상황에서 종종 혈당이 높게 나타나는 사례가 있으므로 당뇨병 판정에 중요한 검사라고 할 수 있다.

췌장에서의 인슐린 분비는 정상인데 혈당이 높다는 이유로 혈당강하제를 복용한다면 치료방법이 잘못되었다는 의미이다. 이 경우 다른 검사를 통해서 혈당이 높게 나타나는 원인을 찾아야 한다.

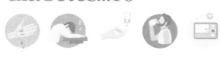

diabetes...10

# 당뇨는 치료되고 완치될 수 있는가?

사람마다 기본적으로 췌장의 문제를 포함하여 당뇨의 원인이 다르기 때문에 정확한 원인을 검사한 후 이에 맞는 치료를 한다면 완치가 가능하다. 실제로 저자와 함께 연구하고 있는 한의사들 중에 완치 사례를 종종 볼 수 있었다.

다시 말해 당뇨병은 췌장 외에 간장과 신장 및 혈관의 기능에 문제가 있으면 당 수치가 높게 나타나거나 혈당이 잘 떨어지지 않기 때문에 동시에 치료를 병행한다면 혈당이 떨어지면서 혈당수치는 정상으로 유지할 수 있다. 당뇨가 치료되어 정상으로 돌아가는 기간은 당뇨병의 심한 정도나 개인의 신체 차이와 연령에 따라서 치료기간이 상이하다.

따라서 당뇨가 치료되지 않는 불치병이란 생각은 접었으면 한다. 희망을 가지고 치료에 최선을 다한다면 좋은 결과가 있을 것으로 필자는 확신한다.

문 : 당뇨는 치료되고 완치될 수 있는가?

답 : 결론적으로 말하면 당뇨는 치료되고 완치될 수 있다. 단, 여기에
는 전제되어야 할 몇몇 사항들이 있다.

일례를 들어 보려고 한다. 2007년 5월 18일 오전 9시경 미국 LA에서
걸려온 한통의 전화를 받으면서 깜짝 놀랐다. 내용인즉, "미국 LA에 거
주하는 56세 남자분이 1년 조금 넘게 당뇨제품을 섭취하였는데 섭취 전
혈당이 300전후하여 지금은 70~90사이로 저혈당증세가 있는데 왜 저혈
당이냐는 항의를 받았다. 참으로 어처구니가 없었지만 다음과 같이 답변
한 적이 있다.

혈당이 300에서 현재 70~90사이면 당뇨가 치료되었을 수도 있을 것
이라고 설명하면서, 동시에 시간을 내어 병원에 가서 정밀진단을 받아 당
뇨가 완치되었는지 확인해 보시라고 했다. 그 답이 한 달 후에 왔는데, 내
용인즉, 병원에서 정밀진단 결과 완치되었다는 말을 듣고 너무 기뻐서 아
침 일찍 전화를 했다고 하였다. 결론적으로 당뇨는 치료될 수 있고 또한
완치될 수 있다는 것을 분명히 보여주는 사례라고 하겠다.

또 하나의 사례로, 2006년 10월경 통화한 40대 초반의 한 여성이 있
다. 전화 목소리에는 힘이 하나도 없었고 삶에 대한 희망도 없는 듯한 느
낌이 들었는데, 정말로 당뇨가 치료되느냐는 첫 질문을 받았다. 아주 의
심이 많은 목소리에, 저자는 당뇨병은 치료가 될 수도 있고 안 될 수도 있

다고 하였다.

그러면서 치료되기 위해서는 본인의 노력과 정확한 치료방법을 병행해야 하는데, 먼저 병원에서 처방하는 혈당강하제와 함께 당뇨에 좋은 제품을 동시에 섭취하면 반드시 좋은 결과가 있을 것이라고 이야기해 주었다.

2007년 10월 어느 날, 예전에 들어본 것 같은 목소리의 여성이 전화를 했다. 정확하지는 않았지만 1년 전의 바로 그 여성 같았다. 전화 통화에서 자신이 그동안 관리해 온 방법을 설명하는데, 이 여성은 임신성 당뇨로 2004년에 당뇨 판정을 받은 후 줄곧 여러 가지 방법을 다 동원했으나 별 차도가 없었다고 한다.

1년 전부터 저자가 설명한 방법으로 꾸준히 운동과 더불어 열심히 관리한 결과, 병원 종합검진에서 모든 수치가 정상(당화혈색소 5.5)으로 나와 매우 기뻐했다. 목소리도 더없이 힘이 있어 보였다.

물론 100명 중 100명 모두 완치된다면 더할 나위 없이 좋겠지만 치료하기에 가장 좋은 초기 당뇨와 또한 5장 6부가 튼튼한 젊은 시기를 놓치면 치료에 많은 어려움을 겪게 된다. 현재 당뇨환자들의 상황을 설명 드리자면 50~60대에서는 일부를 제외하고는 당뇨를 그 다지 심각하게 받아드리지 않고 혈당강하제로 관리하다가 70대에서 부터 거의 80대에 이르러서 당뇨를 치료하고자 적극적으로 임하고 있는 실정이다. 좀 더 이른 시기에 대비하는 자세가 매우 중요하다.

따라서 당뇨는 본인 스스로의 맞춤형 치료를 통해 완치하고자 하는 본인의 의지와 노력이 합쳐져야 가능하며, 결론적으로 당뇨는 치료되고 완치될 수 있다. 그 방법으로 다음 몇 가지를 강조하고 싶다.

첫째, 기존의 당뇨관리 방법과 치료 방법 병행

당뇨 환자들에게 있어서 현재의 방법인 혈당만 관리하는 방법(혈당강하제, 인슐린 주사, 인슐린펌프, 식사량 소량조절)으로는 치료가 아니라, 말 그대로 관리일 뿐이다. 물론 현재의 방법이 잘못되었다는 것이 아니라 지금까지 그 방법만이 유일한 것으로 다른 대안이 없었으나, 이제부터는 새로운 방법으로 관리와 치료를 동시에 병행하게 되면 치료와 완치가 가능하다는 것이다.

치료의 의미는 5장 6부를 정상화하는 것과 동시에 당뇨균을 제거하는 방법이다. 앞에서 서술한 바와 같이 췌장의 염증을 일으키는 원인균인 당뇨균은 췌장뿐만 아니라 혈액, 신장 등에 서식하면서 혈당을 높게 하고 당뇨의 치료를 어렵게 만드는 원인균이다. 이 균을 괴사하기 위해서는 여러 의사들과 연구한 결과, 원료 성분에 함유된 특정 식물(NTB-A추출물)만이(기술적인 노하우 관계로 식물 이름은 생략함) 당뇨균을 괴사시킨다는 사실을 알게 되었다.

동시에 당뇨 환자는 췌장의 문제뿐만 아니라 여기에 고혈압(혈관의 잡질, 콜레스테롤), 신장(신부전증 및 신장투석), 간장(지방간, 간경화), 위장, 비장, 심장 중에 한두 가지 이상 그 기능에 문제가 있는 경우이므로 이것으로 인하여 혈당이 높아져 당뇨병이 발병하는 경우이다.

따라서 병원에서 처방하는 혈당강하제(인슐린 주사, 인슐린 펌프 포함)와 NTB-A추출물을 동시에 섭취하면 혈당이 서서히 떨어지면서 정상

수치에 도달하게 된다. 여기서 정상 수치에 도달하는 시기는 개인의 신체 조건 및 당뇨의 진행정도, 연령에 따라서 차이를 나타낸다.

치료의 의미는 섭취 전 혈당이 가령 300이었다면 섭취 중의 혈당이 200정도 유지된다고 가정하였을 때 더 이상 혈당이 상승하지 않으면 200정도까지만 치료된 것이다.

여기서 110 이하까지 떨어뜨리기 위해서는 위에서 상술한 바와 같이 먼저 5장 6부의 기능이 좋아지지 않으면 혈당은 떨어지지 않는다. 앞서 언급한 것처럼 당뇨는 어느 날 갑자기 발병하는 것이 아니라 3~5년 전에 이미 시작된 병이므로 치료기간 1~2달 지난 후 완치를 기대하는 것 자체 가 모순이다. 충분한 시간을 가지고 차분히 치료에 임해야 할 것이다.

### 둘째, 규칙적인 식사

식사는 거르지 않고 규칙적으로 해야 한다. 빵이나 인스턴트식품으로 식사를 대용하는 것은 금기사항이다. 동시에 육류를 많이 섭취하거나 과 식은 금물이며 반 그릇씩 소식하는 것 역시 잘못된 식습관이다.

화초도 물이나 영양이 부족하면 말라 죽듯이 혈당을 관리한다고 제 대로 된 영양을 공급받지 못하면 우리의 신체는 그 기능이 떨어져 노화가 빨리 진행되고 동시에 당뇨 합병증이 더욱 가속화된다. 무조건 소식하는 이 방법 역시 잘못된 방법임을 인지해야 한다.

서울에 있는 K대의 당뇨병 펌프개발 권위자이신 최 모 교수께서는 "당 뇨병은 제대로 먹지 않으면 죽는다" 또한 "먹으면서 치료한다"고 하였는 데, 저자로서는 그분의 이론이 정확한 표현이라고 말씀드리고 싶다.

균형 잡힌 영양식을 통해 제대로 먹지 않고서는 당뇨병을 치료할 수 없다. 식사 외에 비타민과 미네랄이 골고루 갖추어진 당뇨 환자용 식품을 권장하는 이유이다.

음식과 관련하여 덧붙이자면, 특히 늦은 시간에 먹게 되는 소주와 기름기 있는 삼겹살, 치킨류 등은 당뇨병의 지름길이기 때문에 시골밥상 차림의 식단을 권한다. 특히 육류에는 단백질과 지방이 많이 들어 있으며, 이 단백질의 일부는 변형을 일으켜 췌장에 나쁜 영향을 주고 "랑게르한스섬"을 파괴시키는 독작용을 하는 것으로 알려져 있다.

일부 몇몇 당뇨 환자들은 음식을 꼭 자기 식대로만 고집하고 병원이나 잘못된 식단을 바꾸지 않고 있다. 자기 머릿속에 입력된 것 외에는 받아들이지 않는 습관이 있는데, 이는 당뇨치료에 전혀 도움이 되지 않는다.

### 셋째, 규칙적인 운동

식사 후 반드시 걷기운동, 테니스, 자전거 타기 등 땀이 날 수 있는 운동을 30분 이상을 권장한다. 특히 주 3회 이상은 땀이 나는 운동을 해야 한다.

### 넷째, 표준 체중 유지와 적절한 스트레스 관리

당뇨는 과체중이 원인이기도 하다. 우리가 먹은 음식물은 혈액 중에서 포도당으로 바뀌어 다시 인슐린의 도움으로 세포로 이동하여 에너지로 전환된다. 그러나 세포로 이동하지 못한 포도당은 지방으로 전환되어 과체중의 원인이 된다.

과체중이 되면 혈관이 압박을 받아 혈관 속의 혈액 흐름이 원활하지 못해 5장 6부의 혈액 공급에 차질이 생기며 그 중 췌장은 인슐린의 생성에 지장을 초래하여 당뇨병이 발생한다.

특히 과체중인 사람들은 늘어난 위장과 비장이 췌장을 압박하여 정상인보다 인슐린 분비에 장애를 받는다. 특별히 췌장부위를 왼손으로 20분 이상 두들겨 문지르면서 마사지하여 굳어 있는 췌장을 풀어주고 기능을 향상시켜야 한다.

췌장은 위장의 아래쪽, 십이지장 옆에 위치하여 소화효소와 인슐린, 글루카곤을 분비하는 장기이며 길이는 14~15cm 무게는 약 100g으로 신장의 무게보다 다소 작다.

췌장에서의 인슐린 분비는 랑게르한스섬(Islets of Langerhans)에서 이루어지는데, 단백질호르몬인 인슐린(Insuline)을 분비하는 베타(β)세포와 글루카곤(Glucagon)을 이라는 호르몬을 분비하는 알파(α)세포로 구성되어 있다. 체내에서의 혈당이 증가하면 인슐린이 분비되어 혈당이 내리는 작용을 하고, 혈당이 떨어졌을 때는 글루카곤이 분비되어 간에서의 당 생산을 증가시켜 혈당을 올리는 작용을 한다. 혈중 포도당 농도를 항상 일정하게 유지시켜 주는 역할을 하는 것이다.

앞에서 언급했듯이, 신체는 오랫동안 스트레스를 받으면 스트레스 호르몬인 코티졸호르몬 분비가 증가하여 인슐린의 작용을 방해하고 이로 인해 면역력이 저하되어 당뇨나 여러 가지 형태의 성인병을 유발하며, 동시에 검은색으로 변하여 좋지 않은 혈액이 5장 6부에 공급되어 각각의 장기는 손상을 받아 그 기능이 떨어지게 된다.

특히 간이 스트레스를 받으면 위축되어 쪼그라들고 동시에 췌장도 영양 공급을 받지 못해 그 기능이 떨어지게 되어 당뇨병을 유발한다. 그러므로 스트레스는 만병의 근원이며 당뇨병의 천적임을 기억하자.

당뇨 환자들은 성질이 급하고 날카로우며 매사에 사사건건 시비를 걸고 사람들을 아주 피곤하게 하며 꼬치꼬치 따지고 자주 짜증을 부린다. 이것은 당뇨로 인해 소변으로 당이 많이 배출되어 세포가 정상적으로 영양분을 공급받지 못하여 몸이 말라 있거나 혈관이나 혈액에 문제가 있어 성격이 날카롭게 된 경우이다.

따라서 당뇨 환자들은 가급적 열린 마음으로 자기 자신을 스트레스 공포로부터 적절히 관리하는 방법을 본인 스스로가 터득해야 할 것이다.


다섯째, 혈압과 혈당은 월 1회 이상 자가 측정이 필수

콜레스테롤은 매년 1회 정도 측정하는 것이 좋으나 혈압과 혈당은 집에서 반드시 자가 측정함으로써 사전에 당뇨를 발견해야 한다.

당뇨병은 어느 날 갑자기 발병되는 것이 아니라 발병된 시점에서 약 3~5년 전에 그 증세가 이미 나타나기 때문에(전단계 당뇨 또는 진행형 당뇨라고도 함) 조기에 그 증세를 발견하면 사전에 예방이 가능하고 운동과 식사 등 생활습관 만으로도 쉽게 정상으로 돌아간다.

만약 측정결과 당 수치가 좀 높게 나타나면(식전 125 미만) 운동을 통해 정상 혈당으로 유지가 가능하므로 혈당강하제를 복용하지 말고 운동과 생활습관으로 극복하기 바란다. 왜냐하면 한번 강하제를 복용하

게 되면 차후 내성이 생겨 강하제의 양을 증가하게 되고, 증가된 혈당강하제의 영향으로 차제 당뇨에 좋다고 하는 다른 건강식품을 섭취할 경우 잘 듣지 않는 경우가 많아 당뇨병 치료에 어려움을 겪게 된다.

혈당강하제를 복용하지 않은 사람보다 복용하는 사람 군에서 당뇨치료가 늦다는 결론을 얻은 바 있다. 이것은 초기 당뇨에만 국한된 것이지, 이미 수년 된 당뇨 환자라면 반드시 혈당강하제를 복용하여 정상혈당을 유지해야 된다. 결론적으로 당뇨병은 치료도 중요하지만 예방하려는 노력이 더욱 더 중요하다.

한 번 걸리면 평생간다며 누구나 두려워하는 당뇨병!
완치가 힘들다고 하지만 다음의 5가지를
잘 지킨다면 치료되며 건강하게 지낼 수 있다.

---

① 기존의 당뇨관리와 특정식물의 추출물 섭취를 병행하는 가운데

② 규칙적이고 고칼로리를 억제한 식사.

③ 주 3회 이상의 땀나는 운동.

④ 표준체중유지와 적절한 스트레스 관리

⑤ 월 1회 이상의 혈압과 혈당 자가측정 등이다.

당뇨는 치료도 중요하지만 예방이 더 중요하다.

---

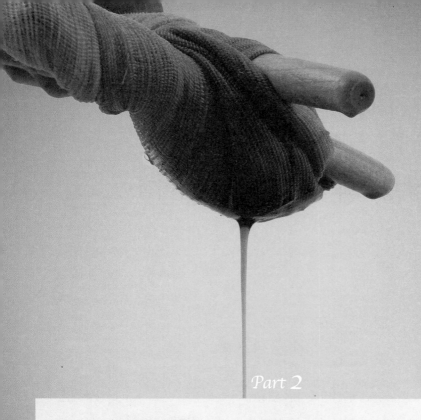

Part 2

# 당뇨병의 원인과 특징

당뇨병 중 제1형 당뇨병은 체래 인슐린 분비 부족으로 발생하고, 제2형 당뇨병은 체내조직이 인슐린에 대한 민감성이 떨어져서 나타난다. 당뇨병은 전신의 질병 (5장 6부의 비정상)으로 병의 근본 원인부터 치료하는 것이 중요하다. 당뇨의 원인과 특징을 살펴봄으로 당뇨를 정복하자.

# diabetes...01

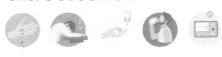

# 제1형 당뇨와 제2형 당뇨의 차이점

당뇨병을 간단히 설명하자면 인슐린의 분비량이 부족하거나 정상적인 기능이 이루어지지 않아 혈중 포도당 농도가 높아져 소변에 포도당을 배출하는 질환을 말한다.

당뇨는 인슐린의 생산유무에 따라 인슐린을 전혀 생산하지 못하는 '제1형 당뇨(인슐린 의존형)'와 인슐린이 상대적으로 부족한 '제2형 당뇨(인슐린 비의존형)'로 나뉜다.

소아당뇨라고 불리기도 하는 '제1형 당뇨'는 우리나라의 경우 전체 당뇨 환자의 3~5%정도를 차지하고 있으며 유전적인 요인이나 자가면역기전으로 인한 랑게르한스섬 β 세포의 파괴로 인하여 발생한다.

반면에 '제2형 당뇨'는 유전적인 요인 외에도 생활습관, 특히 식생활의 서구화에 따른 고열량·고지방·고단백의 식단, 운동부족, 스트레스 등 환경적인 요인이 크게 작용하는 것으로 알려져 있다. 주로 30대 이전에 발병하는 제1형 당뇨는 증상이 비교적 심각하고 급격히 나타난다.

인슐린 분비가 되지 않기 때문에 인공적인 인슐린 치료가 반드시 필요하다. 외부로부터의 감염과 싸워야 할 면역체계가 췌장에서 인슐린을 분비하는 베타세포를 공격하여 파괴시켜 인슐린이 전혀 분비되지 않거나 분비가 저하된다. 그래서 제1형 당뇨는 매일 인슐린 주사가 필요하다.

전체 당뇨의 10% 미만으로 주로 어린이와 청장년에서 발생하지만 모든 연령에서 발생할 수 있다. 갈증, 배뇨량 증가, 계속되는 허기, 체중 감소, 시력 감퇴, 극도의 피로감 등을 느끼는 제1형 당뇨는 인슐린을 인공적으로 보급해야만 한다. 인슐린으로 치료하지 않으면 생명을 위협하는 혼수에 빠질 수 있다.

보통 40세 이후 성인에서 발생하는 제2형 당뇨는 대개 비만인 체질에게서 잘 나타난다. 체중이 정상 또는 마른 경우가 대부분인 제1형 당뇨와 다른 점이다.

제2형 당뇨는 췌장이 인슐린을 분비하지만 체내에서 인슐린을 효과적으로 수요하지 못해 혈당이 높아진다. 피로, 잦은 배뇨, 갈증, 체중 감소, 시력 감퇴, 잦은 감염, 상처가 잘 아물지 않는 등의 증상이 나타난다. 제2형 당뇨는 제1형 당뇨의 증상만큼 뚜렷하지 않은데, 비교적 증상이 가벼우며 서서히 진행되는 특징이 있다. 가장 흔한 유형의 당뇨병으로 전체 당뇨병의 90% 이상을 차지한다.

## 벌꿀은 당뇨병에 좋을까?

No. 아니다.
벌꿀의 단맛 성분은 과당과 포도당이다. 벌꿀을 먹는 것은 설탕을 먹는 것과 크게 다르지 않다.

# diabetes...02

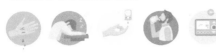

# 인류생장호르몬과 당뇨

앞서 살펴본 것처럼, 당뇨병 중 제1형 당뇨병은 체내 인슐린 분비 부족으로 발생하고, 제2형 당뇨병은 체내조직이 인슐린에 대한 민감성이 떨어져서 나타난다.

당뇨병은 전신의 질병(5장 6부의 비정상)으로 병의 근본 원인부터 치료해야 한다. 저자는 다년간 연구에서 인간은 인류생장호르몬(HGH : Human Growth Hormone)이 대략 12세부터 31세에 감소하여 15%가 되며 60세가 되기 전에 인류생장호르몬은 대략 반으로 감소하게 된다는 사실을 알게 되었다.

현재 인류생장호르몬은 매년 분비량이 20세의 젊은이들이 가장 많은 1일 약 500mg이며, 60세가 되어서는 단지 2,500배 낮은 $200\mu g$에 달한다. 80세의 노인은 25μg으로 사람들은 대체로 30세 이후에 노화가 시작된다. 본 연구소에서는 당뇨병 환자가 왜 이렇게 많고 계속 증가하는지 몇 년간의 연구를 통해 원인을 발견하였다.

이는 노화를 기본으로 현대인들이 스트레스와 과음, 흡연, 육식 위주의 서구적인 식사와 고 칼로리에 의한 비만, 무절제한 성생활, 운동 및 수면부족(밤 11시에서 새벽 3시 전후 인슐린 분비가 왕성하여 이 시간에는 수면이 필수!) 야간근무자, 서구인보다 췌장 크기가 작아 고칼로리 대비 당 분해기능 저하 등으로 그 원인을 찾을 수 있었다.

특히 현재 사람들이 생활하고 있는 공기 등에는 미세먼지 및 환경오염 물질들이 다량으로 함유되어 있어, 대부분의 사람들은 많은 질병을 앓게 되고 호르몬 분비가 감소하게 된다.

감소되는 실제 순서는 먼저 인류생장호르몬(HGH)의 분비가 감소하고, 이어서 성호르몬과 항체생성호르몬(LH), 난포자극호르몬(FSH), 갑상선호르몬(TSH), 부신피질호르몬(ACTH) 등의 순으로 감소를 촉진시킨다. 인체생장호르몬은 체내에서 아주 중요한 작용을 한다.

본 연구결과 노인의 뇌하수체에서 분비하는 인류생장호르몬 세포가 자극을 받게 되면, 젊은이와 같은 양의 인류생장호르몬이 분비될 수 있으나 질병 및 노화로 인하여 기능은 현저히 떨어진다. 나이가 들면서 인체조직은 인슐린에 대한 민감성이 떨어져 결국 포도당의 대사기능이 떨어지게 된다.

이로 인해 혈당이 올라가게 되어 대략 1/3 이상의 노인에게 이런 인슐린 저항이라는 심각한 현상이 발생하여, 제2형 당뇨병이 발병하게 된다. 제1형 당뇨병은 체내 인슐린 분비 부족으로 발생하며, 제2형 당뇨병은 조직의 인슐린에 대한 민감성이 떨어진 것으로 나이가 들면서 증가하게 되어 인류생장호르몬의 감소를 야기 시키지만 이는 역전될 수 있다. 즉, 생장호르몬 분비를 촉진하고 동시에 인슐린의 분비를 촉진하게 하는 것이다.

# diabetes...03

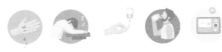

# NTB-A 추출물이 필요한 이유


본 연구소에서 개발한 NTB-A 추출물은 대다수의 위축된 기관과 조직을 다시 생장하도록 하며 특히 아동의 생장발육을 촉진하는 것처럼 손상된 대뇌조직까지도 보완해줌으로써, 인체 췌장의 요소를 활발하게 운동시켜 굳어지는 췌장을 움직이게끔 하는 기능을 한다.


NTB-A추출물은 골수와 면역력의 관계를 말하자면 사람의 몸속에 있는 오래된 혈액을 새로 만든 세포들과 바꾸어 여과시켜줄 수 있고 생명을 연장시킬 수도 있다. NTB-A추출물은 이러한 역할을 해줄 수 있기 때문에 골수를 보충한다.

독자 여러분도 잘 아시는 바와 같이, 골수(Bone marrow)는 세포를 생산해 내는 곳으로, 최초로 생산된 세포를 줄기세포(Stem Sells)라고 한다. 골수의 줄기세포는 혈액의 원세포(Progenitor Sells)를 생성하고, 원세포는 마지막으로 적혈구세포와 백혈구세포(면역의 기능을 가지고 있는 세포)로 발전시키게 한다.

줄기세포는 또 뇌분비선의 T세포의 생장을 촉진시켜주는 것으로, 노인들의 골수 중에는 원세포가 매우 적게 들어 있다는 것을 발견할 수 있었다. 이러한 현상을 세포결핍증이라고 한다. 그러나 NTB-A추출물을 섭취한 후에는 뇌의 기능이 젊은이의 상태로 회복될 수 있고 골수의 원세포도 증가하여 이로 인해 혈액중의 백혈구와 적혈구도 젊은 시절의 수준만큼 회복되어, 나아가 면역력도 증강시킬 수 있다. 얼굴에 즉시 건강한 혈색이 나타난다.

골다공증은 연세가 있는 분들이라면 피할 수 없는 병이다. 체내 골격이 칼슘 등 광물질을 상실하면 골질(骨質, 뼈를 구성하는 물질) 밀도가 낮아져 골다공증을 초래한다. 골질이 느슨해지면 나이가 들수록 골질을 더욱더 부드럽고 힘이 없게 만들어 골절을 유발시킬 수도 있다. 요추간반(요추사이에 놓여있는 판막 같은 물질)에 있는 물은 나이가 들수록 수분이 줄어들어 젊었을 때보다 키가 작아지고 건조하게 되는 원인이 되므로 매년 약 십만 명의 관부 골절병이 일시에 발생하게 된다.

인류생장호르몬(HGH)은 나이가 들수록 분비물이 감소되고, 골질을 느슨하게 만들 뿐 아니라 골절의 주된 원인이 된다. NTB-A추출물은 이러한 문제점을 해결할 수가 있었고, 동시에 대부분의 당뇨 환자에게서 골다공증이 있다는 사실을 알 수 있었다. 골질은 매년 관찰하기 어려울 정도의 속도로 천천히 소실되어지며 나이가 많아질수록 뼈에도 구멍이 많이 생기고 쉽게 부스러지는 형태로 바뀌게 된다.

이것은 바로 나이가 든 모든 사람들에게 이런 골질이 약해지는 원인이 생겨나는 것으로 조심하지 않으면 골절을 유발시킬 수도 있다. 설사 20세 정도 된 젊은이라 할지라도 뇌하수체의 이상으로 인류생장호르몬인 HGH의 분비가 부족하다면 광물질 함유량과 골질밀도가 노년기의 상황과 비슷해질 수도 있다.

결국 뼈가 부실하면 혈액의 생성이 어렵고, 혈액의 생성이 어려우면 인체의 모든 기능이 떨어지게 된다. 대부분의 당뇨병 환자에게 혈액의 잡질, 뼈 속의 염증 등이 있는데 이 끈적끈적한 혈액은 고지혈증과 심장병의 원인이 된다. 당뇨병과 관련하여 여러 차례의 임상실험을 통해 NTB-A추출물이 일반적인 당뇨병의 혈당치 정상유지를 가능케 했으며, 제1형 당뇨병 환자로 인슐린을 주사한 사람은 개인차가 있겠으나 평균하여 수개월 후에 인슐린의 단위수를 점차적으로 줄일 수 있었다.

제2형 당뇨병 환자 중 비교적 증상이 가벼운 사람(1~3년 초기당뇨)은 개인에 따라 차이가 있겠으나 짧은 시간에 정상혈당으로 유지가 가능하지만, 중증당뇨(3년 ~7년)는 15개월 이상, 말기당뇨(10년 이상)는 그 이상 꾸준히 섭취하여야 한다. 당뇨의 발병은 판정받은 날로부터 3~5년 전부터 본인도 모르게 서서히 진행되었으므로 반대로 치료기간 역시 서서히 치료된다. 당뇨병은 5장6부의 기능이 떨어지면 혈당이 서서히 상승하고, 반대로 5장6부가 정상이면 혈당도 정상으로 유지된다.

# diabetes...04

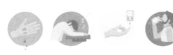

# 당뇨병의 근본 원인

앞 장에서도 소개가 되었지만 당뇨병의 원인은 대부분 스트레스와 과음, 과식, 흡연, 육식 위주의 서구적인 식사와 고칼로리에 의한 비만, 무절제한 성생활, 운동부족 및 수면부족, 노화 등이다.

발병하게 되면, 우리 몸에서는 대표적인 삼다현상(다음, 다식, 다뇨)이 나타나게 된다. 즉, 액의 손해(몸에서 수분이 빠져 나가는 현상)와 침의 상실로 다음(多飮:물을 많이 마시는 것), 다식(多食:식사를 많이 하는 것), 다뇨(多尿:소변을 자주 보는 것), 수척(瘦瘠:마르는 증상), 소변의 단맛 등이 특징이다.

당뇨병은 폐의 건조, 췌장과 위의 열, 신장과 간장의 음적 허약이 주요 원인이다. 장기적인 병세는 음적 손실이 양에 미칠 수 있는 것으로, 신장의 양적 허약 또는 음양의 동시 허약이 자주 나타난다.

당뇨병은 한의학에 따르면 삼소 치료법으로 나뉜다. 상(上)으로는 폐를 적시고, 중(中)으로는 췌장과 위의 열을 식히며, 하(下)로는 신장의 음을 보양하는 것이다.

첫째, 병의 원인은 주로 체질의 음적 허약이다.

식사의 무절제, 달고 고단백이 많은 음식을 즐기는 것, 잦은 음주와 흡연 등으로 인하여 췌장과 위에 열이 쌓이는 것, 건조와 갈증을 느끼는 것 등으로 인하여 폐에 열이 생기고 입에 침이 마르는데 이를 다음(多飮) 현상이라 한다.

식사의 무절제는 위장을 상하게 하여 염증을 유발하고 동시에 췌장을 상하게 한다. 상한 췌장과 위장에서의 열은 상(上)으로 올라가 폐를 손상시키고 손상된 폐는 심장을, 심장은 다시 신장을 상하게 한다.

이렇게 되면 우리 몸은 혈당분해 능력이 떨어져 당을 흡수하지 못하고 소변으로 배출하므로 당뇨병이 발생된다. 더욱이 손상된 각각의 장기들로부터 생성된 균(菌)들은 스스로 배출물을 배설하여 이것이 심장과 혈액을 통해 신체 전체에 퍼져 풍습과 관절염을 유발한다.

둘째, 정신적인 조절의 상실이다.

우리 몸 5장의 병세는 정신적인 혼란을 일으킨다. 과도한 피로와 스트레스, 부부생활의 무절제는 음액(陰液)을 상하게 하고 신정(腎精, 신장의 기능)을 손실시켜 음상으로는 열로 물을 소모하고 신장 허약은 정상적인 대사의 수액을 할 수 없는 것이기에 소갈증이 나타난다.

폐는 물의 상원(上原)으로 폐가 열에 의한 상처를 받으면, 폐의 기능이 상실되고 수액이 아래로 흘러 소변 횟수가 잦아지고 목이 마르는 것이다. 췌장과 위장은 우리가 먹은 음식물의 정착지로, 췌장과 위장에 열과 건조로 상처를 초래할 시 소화가 빠르고 허기를 자주 느끼게 된다.

신장은 물이 주(主)이고 또한 정력의 근본으로 열에 의한 상처를 받으면 소화기능이 상실되어 물을 주도할 수 없어 소변으로 많이 흘려보내고 정력에 소요되는 영양물질의 유실로 소변의 혼탁과 단맛이 나타난다.

때문에 상소, 중소, 하소가 있으며 상호 연계되어 서로에게 영향을 미친다. 그 예로 폐의 음적 허약은 침의 소모로 췌장과 위장 또한 신장의 수분 양을 만족시키지 못한다. 특히 췌장과 위장에 열이 왕성할 시 폐의 수분을 말리고 신장의 수분을 소모한다.

동시에 신장의 음적 부족은 허열(虛熱:화로 인하여 염증이 발생하는데 이 염증의 원인균이 바로 당뇨균)이 위로 올라와 폐와 췌장 및 위장을 상하게 한다.

때문에 폐의 건조, 췌장과 위장의 열, 신장의 허약과 함께 나타나는 것을 자주 볼 수 있고, 이것으로 인해 다음, 다식, 다뇨 등의 증상이 심해지며, 당뇨병의 원인이 된다.

세계 당뇨환자 14%는 미세먼지 탓에 발생한다. 2018년 7월2일자 조선일보 자료에 의하면 세계당뇨환자의 14%는 미세먼지 탓에 발생한다는 미 워싱턴의대 연구진에 의해 발표되었다.

연구진은 2016년 "미세 먼지로 인해 전 세계에서 320만명의 제2형 당뇨 환자가 새로 발병했으며 이는 그해 신규 당뇨환자의 14%에 해당 됐다"고 밝혔다.

즉 성인 당뇨병 환자의 10명 중 한명은 미세 먼지 탓에 발병한다는 연구결과이며, 이는 미세 먼지가 당뇨병을 유발한다는 사실은 알려져 있었지만 실제로 어느 정도 발생하는지는 이번에 처음 밝혀졌다.

과학자들은 입자의 지름이 2.5µm(마이크로미터, 1µm는 100만분의 1m)보다 작은 미세먼지가 몸에 쌓이면 기도의 염증을 유발하고 세포기능이 떨어진다는 사실을 밝혀냈다.

그 결과 혈당을 분해하는 인슐린 작용도 감소하면서 당뇨병에 걸린다는 것이다.

자료 분석결과 미세 먼지가 많은 곳에 살수록 당뇨병에 걸릴 위험도 늘어나는 것으로 확인됐다.

특히 정부나 세계보건기구(WHO) 기준치보다 낮은 양의 미세 먼지도 당뇨병을 유발하는 것으로 나타났다. WHO 권고치는 1m³당 10µg이며 미국과 우리나라 기준치는 각각 12µg, 15µg이다.

# diabetes...05

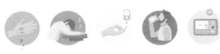

# 당뇨치료의 이론

앞서 살펴본 바와 같이 당뇨병 이론의 병리 변화는 액의 손해와 침의 상실이고, 다음, 다식, 다뇨, 수척, 소변의 단맛이 특징이라고 설명했다. 일반적으로 갈증증상이 나타나는 다음(多飮)이 상소이고, 다식기아(많이 먹고 배고픈 증상)는 중소이며, 다뇨소변 혼탁은 하소이다.

따라서 이 세 가지 증상은 늘 동시에 나타난다. 그 밖에 소갈증이 있는데 음의 허약과 건조한 열은 폐의 촉촉함을 저지하고 오랜 시간에는 폐병을 초래할 수 있다.

그래서 당뇨 환자에게 급성 폐렴증세가 나타난다. 신장의 음적 허약(혈액에 더러운 성분, 즉, 잡질이 많으므로 최종 심장에 문제가 발생)과 간의 비정상적(간신경과 눈신경이 같이 있으므로 눈동자가 노랗게 되어 황달이 발생하며 간의 열은 담낭에서 담즙을 십이지장에 배출하지 못하게 되어 황색의 담즙액이 위(上)로 올라와 얼굴이 황갈색)인 보양은 백내장, 야맹증, 이명(눈이 잘 보이지 않고, 희미하게 충혈)을 초래할 수 있다.

건조한 열이 체내에 모이면 맥락이 저지당하고 독을 쌓고 농을 만드는 것으로 두통(신경을 누르고 있으므로)을 일으킬 수 있다. 또한 독소가 삼초(三焦:몸 전체)와 혈액에 침입할 시 당뇨 합병증을 일으킬 수 있다. 음적 허약과 침의 소모는 중풍(음이 마르면 혈관이 안통하며 피가 천천히 통해 입이 돌아가고 반신불수가 되고 동시에 관절부위에 영양공급이 안됨)을 초래할 수 있다.

음적 손해가 양에 미칠 시 췌장과 신장의 허약으로 수분이 범람하여 부종이 나타난다.

상소는 폐를 촉촉하게 하여 폐를 정결하게 하고, 중소는 췌장과 위장을 보강한다. 하소는 신장의 자양이 주인데 동시에 상황에 따라서 열을 내리게 하여 침의 마름을 멈추도록 한다.

하지만 여기에는 허실(虛實:병세가 중하고 약한 것)에 따라 열을 내리게 하여 침의 마름이 멎도록 한다. 허증(虛症:몸이 약한 것)이 급할 시는 신장을 치료(숨차고, 어지럽고, 심장까지 치료)한다. 동시에 건조한 열, 음적 허약의 상황을 구분하여 치료한다.

대체로 초기에는 건조한 열로서 나타나며 건조와 열을 치료하고 당뇨가 장기간 오랜 병세로 신장의 음적 소모에는 음적 보양을 주로 한다. 또한 병리적 변화 과정에서는 건조한 열, 음적 허약이 동시에 나타나면 근본을 동시에 치료한다.

diabetes...06

# 당뇨병의 주요 증상

당뇨의 주요 증상으로는 상소, 중소, 하소증으로 구분한다.

① 상소증

상소증은 불안하고 갈증이 자주 난다. 소변이 잦고 양이 많으며 목이 마르고 오줌에 설태(舌苔:오줌에 거품과 흰색의 이끼)가 있으며 색이 노랗다.

동시에 나타나는 증상으로 건조와 열로 침이 마르는 사람은 땀과 소변이 잦고 설태가 마르고 노란색을 띠며 맥박이 심하다. 기와 액이 상한 사람은 갈증이 멈춰지지 않고 소변이 잦고 피곤을 느낀다.

증후분석으로 심화(心火)가 폐의 열로 이전되고 폐의 건조로 침이 손실되어 갈증과 다음(多飮)이 따른다. 비록 물을 많이 마시더라도 침과 수분으로 전환되지 못하고 급히 아래로 내려가 소변으로 배출된다. 치료 방법으로는 폐를 축이고 침을 생기게 하며 췌장과 위의 열을 식히며 5장 6부에 잔존하는 독을 제거하면 갈증이 멈춘다.

건조한 열로 침이 마르는 사람은 폐와 췌장과 위의 열을 식히고 염증(당뇨균이 원인)을 없애며 독을 해소하는 것으로 침이 생겨나고 갈증을 멎게 한다. 기와 액이 상실한 사람은 폐와 신장을 보강하게 한다.


② 중소증

중소증은 허기증을 느끼고 음식량이 많으며 수척과 변비에 소변이 잦은 것이 특징인데, 설태가 마르고 노란색이며 맥상이 심하다. 동시에 나타나는 증상으로 췌장과 위를 보강한다. 침이 마른 환자는 다음(多飮)과 함께 배고픔을 자주 느낀다.

또한 혀가 붉고 침이 적으며 맥상이 약하다. 증후분석으로 췌장과 위에 독이 쌓여 음의 맥이 손상되어 음식량이 많이 늘어나 먹어도 금방 또 허기가 진다.

췌장과 위장의 필요 물질이 소모되어 근육에 영양분을 충족시키지 못하여 수척해지며, 또한 대장을 축이지 못하여 대변이 굳어(변비증상)진다. 그래서 당뇨환자들에게 변비 증상이 많이 나타난다. 또한 5장 6부의 활동이 원활하지 못하면 전반적으로 영양분을 섭취하지 못하고 침과 액이 직접 아래로 내려가 소변이 잦아진다. 이것은 췌장과 위장의 열과 독의 현상이다. 치료 방법으로는 췌장과 위장에 쌓여 있는 열과 독을 해소하는 것을 주로하고 신장의 자양을 겸으로 하여 침을 생성하게 한다.

③ 하소증

하소증은 오줌이 달콤한 맛이 나고 소변이 한정 없으며 입이 마르고 혀가 붉은색으로 맥상이 약하다. 동시에 나타나는 증상으로 음의 허약으로 갈증을 느끼고 물을 많이 마시며, 오줌이 많고 혼탁과 단맛을 나타낸다. 또한 수척해지고 열과 독이 많이 쌓여 있기에 피부가 건조하고 가려우며 마음이 불안하고 잠을 이룰 수 없으며, 밤에 꿈이 많고 유정을 하며 혀의 변두리가 붉고 맥상이 약하다.

오줌의 색이 청백색이고 안색이 검은 황색을 띠고 귀의 변두리가 말라들며 맥상이 깊고 약하다. 그래서 당뇨환자들이 피부가 건조하며 피부가 려움증이 많이 나타난다.

증후분석으로 소갈증이 있는 사람은 신장의 허약으로 단맛을 나타낸다. 방광으로 흘렀을 시 신장의 정기가 왕성하면 기가 골수로 들어간다. 입안이 마르고 혀가 붉으며 맥상이 약한 것은 음이 허약하고 열이 강하기 때문이다.

치료 방법으로는 신장을 보강하고 피곤함을 없애며 몸이 건조하고 가려움증을 없애며 허리와 무릎이 시큰하고 무기력으로 오래 서 있을 수 없는 증세를 개선한다.


본 연구에서는 당뇨병을 사전 예방하고, 합병증도 발생하지 않으며 당뇨를 근본적으로 치료할 수 있는 방법을 여러 의사들과 공동으로 확립할 수 있었다.

특히 5장의 기능을 정상화 하여 인슐린의 분비를 정상으로 하여 혈당을 내리고 고지혈증을 내리며 동시에 고혈압을 정상으로 유지할 수 있었다. 5장에 쌓인 열과 독을 해소하고 폐를 보강하여 신장을 자양하고 췌장과 위장을 건강하게 하며 대장을 축여 통변이 잘 되도록 하며 열을 제거하고 침이 생겨나도록 한다.

또한 면역력을 증가시켜 주는 한편 인류생장호르몬(HGH)의 분비를 촉진하여 인슐린의 분비가 촉진되어 당뇨의 근본을 치료할 수 있다.

이 모든 것이 정상화되기 위해서는 사람의 나이와 당뇨병의 경중(輕重)에 따라 차이가 있으나 최소 6개월에서 18개월 그 이상 소요될 수도 있다. 따라서 성급하고 인내가 없으며 의심이 많아 조기에 포기하는 사람은 성과를 얻지 못하였으나, 1년 이상 운동과 더불어 철저한 자기 관리로 실행에 옮긴 10명 중 8명은 종합검진 결과 모든 수치가 정상으로 돌아왔으며 나이가 젊을수록(40대 이전 사람군) 그 결과는 더욱더 만족스러웠다.

당뇨는 5장 6부에 문제가 있는 병으로 모든 기능이 정상화가 되기 위해서는 나이에 따라서도 물론 개인의 병의 정도에 따라서 단기간에 치료될 수 없음을 분명이 강조하고자 한다.

왜냐하면 당뇨판정을 받으면 이미 3~5년 전부터 당뇨가 진행된 것이므로, 역으로 정상화되려면 충분한 치료 기간이 필요하기 때문이다. 특히 한두 달 섭취하고 당수치가 떨어지지 않는다고 포기하는 사례는 당뇨병의 원인을 정확히 이해하지 못한 경우이다.

그러나 실제로는 치료되고 있는 중이며 5장 6부가 어느 정도 회복되는 시점에서 동시에 당수치도 서서히 떨어지기 시작한다.

diabetes...07

# 한국형 당뇨의 특징은 무엇인가

한국인은 백인보다 당뇨에 취약한 유전자를 가지고 있으며 마르고 젊은 사람도 결코 안심할 수 없다. 한국인의 췌장의 크기는 서양인보다 상대적으로 작아 인슐린 분비 기능이 떨어진다.

그럼에도 불구하고 많은 인슐린 분비를 요구하는 서구식 고열량 식사로 인한 비만 등이 늘어나고 있어 당뇨에 특히 조심해야 한다. 이 모두를 극복하기 위해서는 지속적인 운동을 비롯해 음주, 흡연, 기름진 음식 등을 삼가야 한다.

## 운동은 30분이상 계속하지 않으면 효과가 없을까?

No.

조금씩 하는 운동으로도 충분한 효과가 있다. 30분~1시간 이상 계속 운동하는 시간을 갖기 어려운 사람은 5분, 10분이라도 조금씩 나누어 가볍게 운동을 축적하면 좋다

diabetes...08

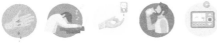

# 당뇨병의 최초 원인은 위장(胃腸)이다

앞서 당뇨병의 근본 원인 편에서 언급한 것처럼, 당뇨병을 일으키는 원인균인 당뇨균이 췌장, 위장, 심장, 혈액, 신장에 주로 서식하면서 염증을 유발한다.

이것으로 인하여 상소, 중소, 하소에 의한 삼다현상의 원인을 제공하게 되며 이 당뇨균은 췌장의 염증을 유발하고, 췌장염이 발병하면 동시에 인슐린의 분비기능이 떨어지게 된다. 또한 췌장의 염증은 위장을 손상시킨다.

위장은 수곡(水穀:우리가 먹는 음식물)의 정착지로, 염증에 의해 상처를 받으면 열과 건조로 소화가 빠르고 허기를 느낀다. 그래서 다식(多食)현상이 발생하고, 이것의 원인인 위장의 열로 인해 대장을 축이지 못해서 대부분 당뇨 환자들은 변비를 가지고 있다.

위장의 열은 위로(상소)는 폐의 수분을 말리고 그래서 다음(多飮)현상이 나타나고, 아래(하소)로는 신장의 수분을 소모하여 다뇨(多尿) 증상이 나타난다. 이 열이 폐로 가서 폐의 음적 허약 및 폐의 건조와 염증을 유발한다. 폐의 음적 허약과 건조는 침의 소모로 다음(多飮) 증상이 나타나고, 동시에 췌장과 위장 또는 신장의 수분 양을 만족 시키지 못하고, 동시에 폐의 염증으로 당뇨 환자는 폐병에 걸리기 쉽다. 또한 췌장과 위의 열이 왕성할 시 폐 수분을 말리고 신장의 수분을 소모한다.

# diabetes...09

# 당뇨병을 일으키는 다른 원인들

당뇨 발병에 여러 원인들이 있겠으나 그 원인 중에 아직 알려지지 않은 것으로 당뇨균을 설명하고자 한다. 이미 알려진 질병 중에서 폐병은 폐렴균이, 위염의 원인균인 헬리코박터 파이롤리(Helicobactor Pyroli) 등이 있듯이 당뇨에는 당뇨균이 존재한다.

이 당뇨균의 이름은 아직 명명되지 않았으나 양성폐렴균의 수준으로, 아래와 같은 환경 조건에서 췌장에서 염증을 일으켜 당뇨병을 유발한다.

첫째, 체질의 음적허약이다.

음적허약은 식사의 무절제, 단 음식과 기름진 고단백 식사, 과도한 음주와 흡연이 원인이다. 식사의 무절제는 아침식사를 거르거나 또는 빵 같은 인스턴트식품 등으로 대충 때우는 경우로, 동시에 점심을 과식하게 되면 인체는 인슐린 저항성에 부딪혀 당뇨가 발생하거나 기존 당뇨 환자는 평소 혈당보다 혈당이 높게 나타난다.

필수적으로 식습관의 개선이 필요하다. 아침밥은 배부르게 먹고 점심은 좀 적게 먹으며, 저녁은 아주 소식하여 과식으로 인한 혈당 상승과 기혈이 막혀 붓는 것을 방지해야 한다. 특히 밤 8시 이후에는 가능한 물 이외의 음식은 금하는 것이 좋다.

너무 단 음식과 기름진 고단백질 식사는 당분해 기능을 저하시키며 동시에 췌장을 과도하게 지치게 만들어 췌장에서의 인슐린 분비 기능 상실로 당뇨병을 발병하게 한다. 게다가 한국인을 포함하여 동남아 등 아시아 지역 사람들은 서구인에 비해 췌장 크기가 작아 상대적으로 당뇨병 발병 확률이 높다.

췌장의 크기가 작으면 상대적으로 인슐린의 분비량이 작다. 반대로 한국에서 미국으로 간 이민자 및 아시안 인들이 특히 미국인들보다 당뇨병 환자가 많은 이유는 여기에서 말하는 그대로 입증되고 있다. 따라서 식사는 가능한 서구식을 절제하며 한국식 식사를 권장한다. 한국식 식사란 된장찌개와 나물 위주의 산채 식단을 말한다.

과도한 음주와 흡연은 고혈압의 원인이며 동시에 위장과 폐, 신장, 간장의 기능을 손상시킨다. 또한 고혈압은 심장의 기능을 저하시켜 뇌졸중을 유발하며 이 모든 기능이 떨어지면 나타나는 증상이 혈당이 서서히 평소보다 높아 가기 시작하여 본인도 모르게 어느 날 당뇨병이 발병하게 된다.

5장 6부가 손상되는 병이 당뇨병이다. 여기에 밤늦은 시간까지 기름진 삼겹살 같은 구운 고기와 함께하는 음주와 흡연은 당뇨 발병 시기를 더욱 앞당긴다. 따라서 술과 담배, 구운 음식(돼지고기 수육 무관), 매운 음식, 열이 나는 음식, 짠 음식 등 자극적인 음식은 가급적 적게 먹어야 하고, 규칙적인 운동을 통해 5장 6부의 기능을 튼튼히 하는 것이 당뇨병 예방에 필수적이다.

둘째, 정신적 조절의 상실이다.

우리 몸 5장의 병세는 정신적인 혼란(Stress)에서 온다. 성질이 급한 사람과 사소한 일에 자주 짜증을 내는 사람, 특히 남을 잘 비꼬고 적대감을 갖는 냉소주의자들은 스트레스를 받으면 세포조직 내로 당이 들어가지 못하는 인슐린 저항(resistance)이 생겨 당뇨병이 생길 위험이 크다.

운전 중에도 과도한 긴장과 짜증은 신체기능을 대단히 저하시키므로 자제하는 것이 좋다. 그래서 운수업(택시, 버스)에 종사하는 사람들 중에 당뇨 환자가 유난히 많다. 따라서 가급적 화를 내지 말고 자제하는 습관을 길러야 한다.

화를 내면 가슴이 답답해지면서 몸에 열이 발생하여, 입이 마르고 몸에 있는 진액을 말려 화를 더욱 성하게 만든다. 또한 심리적인 불안감, 걱정, 의심, 스트레스 역시 진액을 말리므로 당뇨에 좋지 않다.

앞서 설명했지만 과도한 피로와 과한 성생활은 양기를 상하게 하고 신정(腎精)을 손실시켜 열로 물을 소모한다. 또한 신장을 허약하게 하여 정상적인 대사의 수액을 할 수 없게 하며(소갈증) 정과 혈을 손상시키므로 열을 더욱 성하게 한다.

야간 근무 종사자는 특히 당뇨에 각별히 신경을 써야 한다. 즉, 우리의 신체는 밤 11시부터 인슐린 분비가 왕성하므로 이때 당뇨 환자가 밤 늦은 시간에 잠을 이루지 못하면 인슐린 분비량이 감소하여 아침 공복혈당이 증가하게 되므로 정시에 취침하면서 편안한 수면을 취하는 것이 바람직하다.

또한 밤늦게 TV를 시청하거나 사업적인 고민으로 잠을 못 이루면 당뇨의 병세는 더욱 깊어지므로 가족의 도움과 배려가 필요하다. 본 연구에 의하면 구정이나 추석명절 후에 당뇨 환자가 증가하거나 당 수치가 특별히 증가하는 경향도 이와 무관하지 않다.

셋째, 환경오염이다.

앞에서 한번 강조했지만 농약성분과 미세먼지, 환경호르몬이 지속적으로 체내에 축적되어 5장에 흡착되면 기능을 상실시켜 호르몬 대사를 방해하여 혈당을 높일 수 있다. 이것이 각종 암을 유발하며 당뇨와 암의 발병은 근본적으로 환경적 측면에서 유사성이 있다.

특히 오늘날 당뇨병이 증가하는 일부분에는 약물 과다 남용으로 인한 5장 6부의 손상도 무관하지 않다. 감기 정도의 질병은 약을 복용하지 않거나 충분한 휴식을 취하며 가능한 참는 것도 현명한 방법일 것이다.

넷째, 노화현상이다.

5장의 기능이 저하되면 삼다현상이 나타나며 인류생장호르몬(HGH:

Human Growth Hormone) 분비가 저하된다. HGH는 성장호르몬의 일종으로 뼈를 생성하고 인슐린 분비를 촉진하는 인자로서 20세(500mg/day), 60세(200ug/day), 80세(25ug/day)에서 분비량이 현저히 감소하게 된다. 노화를 방지할 수 있는 운동 및 식품을 가까이 하는 것도 당뇨를 예방하는 좋은 방법이다.

# diabetes...10

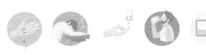

# 신장의 기능이 떨어지면?

신장은 물이 주이고, 신진대사에 관여하며 정력의 근본으로 기능이 떨어질 경우 소화기능이 상실되어 물을 주도할 수 없어 소변으로 흘러 보낸다. 이 때 정력에 소요되는 영양물질이 유실되어 소변의 혼탁과 단맛이 나타난다. 이것을 요단백 증상이라고 한다.

신장의 허약은 허열(虛熱:화가 염증을 유발)이 위로 올라와 다시 췌장과 위장를 상하게 한다. 동시에 신장 기능은 간장의 기능을 손상하여 이것으로 인하여 백내장, 야맹증, 실명을 유발한다.

췌장과 위장은 다시 폐를 상하게 하고 폐는 심장 기능을 손상하여 각종 뇌경색증이 나타난다. 건조한 열이 체내에 쌓이면 독을 쌓아(피부 건조 및 가려움, 불안하고 잠 못 이루고, 밤에 꿈이 많고 유정을 함) 염증을 유발한다. 이 독이 혈액에 침입하면서 당뇨 합병증을 유발하고 중풍을 초래한다. 상기의 증상이 동시에 나타나는데 이와 같은 증상의 원인은 당뇨균(糖尿菌)이다. 따라서 당뇨균(췌장염증의 원인균)을 괴사하지 않고서는 당뇨가 치료될 수 없다. 당뇨가 치료되면 그동안 떨어진 혈당치는 당분간 상승하지 않는다.

# diabetes...11

# 일반 건강식품과 다른 NTB-A 추출물

당뇨균을 괴사하면 췌장과 위장, 신장, 혈액이 정상화되어 인슐린 분비 역시 정상 작용을 한다. 췌장과 위장을 보강하면 폐기능이 좋아져서 건조함을 해소시킨다. 신장의 기능을 강화하면 간장과 폐기능이 좋아지고 다시 폐는 심장을 좋게 한다. 인류생장호르몬(HGH)의 생성을 촉진하면 혈기왕성한 젊은 시절처럼 검은 얼굴색이 붉은 색조를 띤다.

삼다현상이 없어지고 혈당이 정상화되어 합병증을 예방할 수 있으며, 당수치가 정상수치로 도달 유지할 수 있다. 그러나 혈당 정상수치 도달 기간과 관련하여 개개인의 신체조건 및 생활환경, 병의 깊은 정도 등에 따라서 그 결과는 상이하게 나타날 수도 있다.

이 기간 동안 규칙적인 운동과 더불어 생활습관과 식습관을 잘 관리해야 하고, 병원에서 제공하는 혈당강하제와 함께 NTB-A추출물을 섭취

함으로써 소기의 목적을 달성할 수 있다. NTB-A추출물은 혈당강화제가 아니라 손상된 5장 6부를 회복하는 기능이 있어 초기에는 혈당이 빨리 떨어지지 않으므로 혈당강화제와 함께 섭취해야 한다.

대부분의 당뇨 환자들은 어느 정도의 건강식품은 모두 경험해보았을 것이다. 당뇨에 관련된 건강식품류의 예를 들면 동충하초(冬蟲夏草), 산약분말, 누에, 뽕잎, 백감장, 녹차, 차가버섯, 인삼, 홍삼, 이스라엘감자, 말톨덱스트린류, 고과(여주, 모모르디카) 등 여러 종류가 있다.

문제는 당뇨에 좋다고들 하는 대부분의 건강식품이 당뇨에 다소 도움을 줄 정도의 수준이라는 것이다. 즉, 혈당을 다소 감소시키는 정도이거나 또는 먹어서 나쁠 것 없다는 정도이지 특별히 효과가 뛰어난 것은 아니라는 점이다. 이런 제품들은 섭취를 중단하면 다시 혈당이 상승할 수도 있으니 당뇨 치료기능이 있는지 여부를 판단해야 한다.

앞으로도 계속 다양한 건강식품이 나오겠지만 위에서 언급한 한두 가지 성분으로 당뇨를 치료한다는 것은 앞서 설명한 것처럼 당뇨병 이론에 배치되는 것이다. 즉, NTB-A추출물을 고혈당 환자가 섭취했을 때 혈당치가 10 떨어진다면, 상기의 제품군들은 1 정도 떨어져 약 10:1 수치의 차이가 나타난다.

그 이유는 앞에서 언급된 각각의 단독 성분들은 혈당수치만 억제하는 기능이 어느 정도 있으나 당뇨의 근본 원인으로 5장6부를 정상화 하는 기능이 없으므로 섭취하면 혈당은 다소 떨어질 수 있으나 섭취하지 않으면 혈당은 상승하게 된다.

당뇨는 5장 6부 가운데 어느 하나가 기능에 문제가 있어 혈당이 상승하는 병이므로, 예를 들어 누에나 인삼의 성분 하나가 문제가 되는 부위를 치료할 수 없다는 이야기이다.

간혹 어떤 사람에게는 우연히 효과가 나타날 수 있을지 모르나 전체적인 개념에서는 틀린 것이므로 차제 한두 가지 성분으로 구성된 당뇨 제품 여부를 확인하시길 권해 드린다.

적어도 기술적으로 20가지 이상의 성분들이 잘 조화되어 배합되어야 그 기능을 발휘할 수 있다. 또한 시판 중인 일부 당뇨 제품들 가운데에는 췌장세포를 자극하여 순간에 인슐린 분비를 증가시켜 혈당을 급격히 떨어지게 한다. 그러나 다시 섭취를 중단하면 처음과 같이 급격히 상승하여 원상태로 돌아가게 되는데, 이 경우 췌장세포가 급격한 혈당 저하를 위해 과도한 인슐린 분비를 하다 지쳐서 손상되고 급기야는 세포재생이 불가능하게 되어 어느 약물에도 반응하지 않게 된다.

따라서 췌장 세포를 보호하고 회복시켜 정상기능을 하게 하면 당 수치는 자연히 서서히 떨어지게 된다.

본 연구에서는 NTB-A추출물(NTB는 NanoTech Bio 약어인 NTB이고, A는 지금까지 연구한 약 70여 종의 추출물 중 첫 번째로 A라고 칭함)을 수년간 연구하면서 당뇨 완치를 위해서 수없이 고민을 했고 많은 어려움도 겪었다. 그동안 연구를 함께한 국내 및 중국병원 내과의사와 중국 한의사 등 여러분들께 다시 한 번 진심으로 감사드린다.

NTB-A추출물은 천연의 식물재료들로, 특수 나노기술(추출온도와 추출시간 및 흡수에 영향을 주는 분말의 입자 크기)을 이용하여 추출하고 건조하여 분말형태로 만든 원료이다.

갈근(칡뿌리), 숙지황, 옥수수수염, 황기, 산약, 사삼, 산수유 등 수십 종류의 원료를 과학적으로 잘 배합하였기 때문에 체질에 관계없이 누구나 섭취가 가능하다.

단순히 당뇨에 좋다고 하는 성분들을 모아서 추출한 것이 아니라 정량적으로 배합하고 처방화하여 구성한 것이다. 이 처방은 저자와 수년 동안 연구를 함께한 현재 중국 현지 병원에서 환자들에게 수년 전부터 사용하고 있다.

# diabetes...12

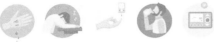

# 대표적인 당뇨 합병증

혈당을 급격히 떨어뜨리는 혈당강하제나 인슐린은 근본적으로 간장과 신장의 기능을 손상시켜 장기 복용 시 당뇨 합병증의 원인(5장 6부 기능을 손상시키므로)이 될 수도 있다. 따라서 당뇨를 근본적으로 치료하면서 신체 스스로 혈당을 서서히 떨어지게 해야 한다.

당뇨로 인한 초기 합병증은 당뇨가 회복되면서 합병증도 저절로 회복되는 경우가 많으므로 우선 혈당관리에 최선을 다해야 한다. 그러나 여기서 주의할 점은 당뇨가 오래되고, 나이가 들수록 혈당관리를 잘한다고 해도 5장 6부의 기능이 약해져 자동적으로 당뇨 합병증이 나타나기 때문에 혈당관리와 동시에 당뇨를 치료할 수 있는 방법을 강구하지 않으면 안 된다.

즉, 병원에서 제공하는 혈당약과 당뇨관련 제품을 함께 섭취하면서 건강을 관리함으로써 당뇨 합병증을 예방하고 치료할 수 있다.

① 눈

망막의 모세 혈관이 막혀 당뇨성 망막증이 생기면 망막의 변형 및 출혈이 생기고 심하면 망막이 떨어져 나가 실명하게 된다.

② 신장

사구체 세포가 망가지면서 몸속의 독을 걸러내는 신장 기능을 상실하게 된다. 동시에 말기 신부전증이 되면 하루에 네 번 복막투석이나 일주일 3회 혈액투석 또는 신장 이식을 받아야 한다.

투석을 받아야만 살 수 있는 말기 신부전증 환자는 매년 10%씩 증가하는 추세에 있다. 특히 신장에 문제가 발생하면 동시에 췌장에 영향을 주어 인슐린 분비를 저하시키며 혈당을 높이고, 때로는 고혈압 및 전립선이 발생할 수 있어 각별히 주의해야 한다.

신장과 관련된 사례로서 평택에 거주하는 박모씨(74세)는 수 십년 동안 전립선으로 고생을 하였다. 택시 자영업인 박씨는 운행 중에 잦은 소변 잔뇨 현상으로 도저히 택시영업을 할 수 없어 고민 중에 K-Power 추출물(전립선염증 및 비대증 개선 추출물, 특허등록 제10-1716956호)을 약 2년간 꾸준히 섭취하였다. 전립선의 원인은 신장에 염증 등 이상이 생기면 그 염증이 전립선으로 전이되어 발병하는 질병으로 당뇨와 더불어 인간의 삶을 황폐하게 한다.

2년 섭취 후 박씨의 경우 병원 종합 진단에서 신장 기능이 정상으로 된 후 전립선 증상이 사라지고 애초에 가지고 있던 당뇨와 고혈압이 모두 없어졌다. 이 경우는 신장으로 인해 고혈압, 당뇨, 전립선이 발병한 사례로서 병의 원인은 5장 6부와 유기적으로 연관되어 있으며 병원 원인 장기가 어디에서 발병하였는지 정확히 판단하는 것도 치료에 도움이 된다. 말기 신부전증 환자들은 매년 10%씩 증가하고 있다.

③ 발

발에 상처가 나면 잘 낫지 않고 궤양이 발생한다. 상처에 의해 세균이 감염되면 발이 썩어 들어가고, 뼈까지 감염되면 발을 절단(당뇨 환자 중 3%)해야 한다. 2007년까지의 통계에 의하면 약 2,000명 정도의 당뇨 환자가 발을 절단하였고, 약 3,900명의 환자가 족부 궤양에 걸렸으며, 약 4만 1천명의 환자는 발에 부상을 입었다. 이들의 총 진료비는 연간 약 2,000억 원으로 추산되고 있다.

④ 기타 합병증

● 심장병(심근경색증, 협심증, 심장마비)

부정맥, 뇌졸중, 호흡부전, 5장 6부 기능저하, 성기능 장애, 중풍과 같은 사지마비증상이 나타난다.

말초혈관에 부분적으로 혈류가 차단되면 경련, 무력증이 나타나고, 관상동맥에 혈류가 줄어들면 협심증이 발생하며, 심하면 심근경색이 발생한다. 뇌혈관에 혈류가 차단되면 뇌졸중, 뇌출혈 등이 발병한다.

● 성기능 장애

당뇨가 있으면 대사 장애, 혈액순환 장애, 내분비호르몬 장애 등으로 남성인 경우 정력 감퇴, 정자생성 감퇴, 고환 위축 등 성기능 장애가 나타나고, 여성인 경우 임신율이 저하되며 불임증, 불감증, 습관성 유산, 생리 불순 등이 나타난다.

● 피부 가려움증

당뇨가 있으면 혈액순환 장애 등으로 피부의 세포가 괴사현상이 나타나 몹시 가렵거나 검붉어지며 반대로 당뇨가 개선되면 피부에 개미가 기어가는 것처럼 간지러움 현상이 나타나는데 이것은 괴사된 피부세포가 살아나는 것으로 당뇨가 치료된다는 의미이다.

diabetes...13

# 혈당관리의 중요성

당뇨병이 있음을 모르고 대량의 당분이 많은 음료수를 마셨거나 수박을 먹고 혹은 외상을 입었다면 혈당은 급격히 올라가 급성 합병증을 초래하여 혼미할 가능성이 있고 때로는 생명이 위급할 수도 있다.

그러나 혈당이 그리 높지 않을 때는 삼다현상이 명확하지 않으므로 환자는 정상인과 별다른 점을 느끼지 못하지만 여전히 위험이 잠재한다. 그 위험이란 만성 합병증을 일으키는 것이다. 비교적 오래 지속된 고혈당은 조직이나 세포에 병변을 일으키는데 이를 포도당의 "독성작용"이라 한다.

즉, 장기간의 고혈당은 전신의 미세혈관에 병변(예컨대 시망막이나 신장의 신소구 등의 모세혈관 변성)을 일으켜 실명, 신장 기능 감퇴로 요독증을 초래하여 신장 투석에 이르게 된다.

고혈당은 또 말초신경에 병변을 일으켜 족부궤양을 발생시키며, 심지어 사지를 절단해야 하는 지경에까지 이른다. 동시에 심장, 뇌의 대혈관 병변을 일으켜 심근경색, 뇌졸중을 일으킨다.

# diabetes...14

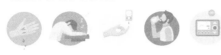

# '당뇨병 비상' 혈당검사

박영규(가명·38)씨는 올 초 등산 중 미끄러져 다리에 심한 상처를 입어 입원했다. 그러나 정씨는 "다리를 절단해야 한다"는 의사의 말을 듣고 깜짝 놀랐다. 상처 때문이 아니라 당뇨병이 오래 진행되어 합병증으로 절단해야 한다는 말이었다.

박씨는 "한 번도 당뇨병 검진을 받은 적이 없어 이렇게 심각한 상태인 줄은 전혀 몰랐다"고 말했다. 그는 곧바로 인슐린과 혈당강하제 치료를 받기 시작했다.

이처럼 우리나라 대부분의 사람들은 자신이 당뇨병에 걸린 사실을 모른 채 지내고, 합병증을 막기 위한 병원들의 환자 관리도 체계적이지 못하다. 당뇨병은 환자가 해마다 10%씩 늘어나 우리나라가 '당뇨 왕국'이 되고 있는 이유다.

문제는 매년 30여 만 명씩 당뇨병 환자가 새로 생기는데도 제대로 관리가 안 된다는 점이다. 당뇨병의 기본진료가 부실한 데다 예방 교육이 부족하고, 정부 예산 지원도 미비한 점 등 3중고(3重苦)가 원인이라고 전문가들은 지적하고 있다.

당뇨병에 걸리면 합병증으로 발전하고 실명(失明)뿐만 아니라, 만성 신부전증·심장질환·뇌졸중 등 연쇄적으로 다른 질병까지 일으킨다. 비정상적으로 높은 농도의 혈당이 피를 타고 온 몸을 돌며 혈관이나 신경을 갉아먹기 때문이다.

그러나 건강보험심사평가원 조사결과에 따르면 당뇨병 환자 중 발 검사를 6개월에 1번 이상 받은 환자는 100명 중 1명꼴(0.72%)도 채 안 됐다. 실명을 막기 위해서는 눈 검사를 2년에 한 번 이상은 해야 하는데, 전체 환자의 6%만 눈 검사를 했을 뿐이다.


미국이나 호주, 일본 등 선진국들은 국가 차원에서 당뇨병에 대처하고 있다. 미국은 1997년 '국가당뇨예방프로그램(NDEP)'을 만들었고, 일본도 '건강일본 21' 정책을 통해 적정 체중 유지율과 1일 평균 보행량 등을 조사해 대책을 마련하고 있다.

우리도 2002년에 고혈압·당뇨병 환자를 함께 관리하는 '국민건강증진종합계획'을 발표했지만 프로그램 총예산이 고작 수십억 원밖에 안 된다. 이 예산으로는 전국 251개 보건소에서 '고혈압·당뇨교실'을 여는 정도로 만족할 수밖에 없다.

이로 인한 부담은 국민 전체 의료비 부담으로 이어지고 있다. 건강보험심사평가원 자료에 의하면 "당뇨병 교육이나 관리에 1달러를 쓰면 입원비 3달러를 줄일 수 있다는 연구 결과처럼 우리도 예방 대책을 서둘러 마련해야 한다"고 보고되었다.

# diabetes...15

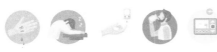

# 당뇨병은 국민병?

매년 11월 14일은 세계보건기구(WHO)와 세계당뇨병연맹(IDF)이 당뇨병 퇴치를 위해 제정한 세계당뇨의 날 이다.

이날은 인슐린을 발견했고 1923년 노벨 생리학상을 받은 캐나다의 생화학자 프레드릭 밴팅의 생일이기도하다. 당뇨병은 우리 주변에서 의외로 많이 볼 수 있는 병이다. 국내 성인 7명중 1명은 당뇨병 환자이고 인구중 500만명 이상이 당뇨를 가진 것으로 알려져 있다.

그런데 당뇨병 환자 500만명 중 목표혈당을 잘 조절하고 있는 환자는 약 25%에 불과하다. 즉 4명중 3명이 혈당 조절을 못하고 있는 셈이다. 반면 미국은 약 54%가 혈당조절을 잘 하고 있는 것으로 나타났다.

전 세계적으로 당뇨 환자가 2억 5천만 명으로 추산하고 있으며 특히 이 가운데 당뇨환자 절반이 아시아인으로 추산하고 있다. 우리 국민들 중에는 매년 20~30만 명이 새로 당뇨병에 걸리는 것으로 조사됐다.

이 수치는 OECD 국가 평균보다 3배나 높으며 동시에 합병증을 포함한 당뇨병 치료에는 전체 건강보험의 20%가 비용으로 쓰이는 것으로 나타났다.

조사에 의하면 국내 114개 병원에서 진료를 받은 20~80세 당뇨환자 4,000명을 표본으로 추출, 이를 분석해 국내 당뇨환자의 실태와 이 후 3년간의 사망률을 추정한 것이다.

결과 치료중인 당뇨 환자가 1년 이내 사망할 확률은 약 4%로 일반인 평균 사망률보다 3배 이상 높았다. 당뇨 환자 1인당 평균 진료비는 일반인의 4.6배에 이르렀다. 당뇨로 인한 한국인의 사망률은 10만명 당 약 36명으로 경제협력기구(OECD) 국가(평균 13.7명)중 가장 높았다.

이 번 연구로 진행한 모 대학 병원은 "당뇨병이 초기라서 증상을 느끼지 못해 병원 진단을 받지 않는 환자나 당뇨 전(前)단계에 있는 환자를 모두 합하면 약 500만 명에 이를 것"으로 추정 했다. 국가 차원에서 당뇨병 관리를 하지 않으면 장차 큰 사회적 짐이 될 것으로 경고했다.

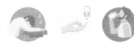

# 당뇨예방 생활수칙

당뇨 예방의 첫걸음은 무엇보다도 생활습관을 고치는 것이다. 당뇨병에 걸리지 않은 상태에서 저(低)칼로리 건강 식단으로 바꾸고, 매일 1시간 이상 운동을 하면 성인 당뇨병의 80%는 예방이 가능하다.

만약 당뇨병에 걸린 경우라면 음식 조절(소량 먹는 것이 아니라 균형 잡힌 식단으로 과식하지 않는 것)과 표준 체중을 유지하고 가벼운 운동을 꾸준히 하면 일반인들처럼 건강하게 지낼 수 있다.

정기적인 검사 역시 중요한 요소이다. "부모 한 명 이상이 당뇨병 환자라면 자녀가 당뇨에 걸릴 위험은 그렇지 않은 경우에 비해 5배 이상 높으므로" 비만하지 않아도 1개월에 한 번 이상 혈당검사를 받는 것이 좋다.

당뇨는 사실 합병증이 더 무섭다. 합병증을 막고 사망률을 줄이기 위해서는 혈당, 혈압, LDL(저밀도지방단백질) 콜레스테롤 등을 관리하는 데 주력해야 한다. 일반적으로 수축기 혈압 140(mm/Hg) 이상, 이완기 90 이상이면 고혈압으로 판단한다. 그러나 당뇨 환자들은 120/80 미만으로 유지하도록 노력해야 한다. LDL 콜레스테롤 수치도 정상인은 160(mg/㎗) 이하면 문제가 없지만, 당뇨 환자는 100 이하여야 한다.

당뇨 환자들은 지방질이 혈관 내벽에 쌓여 혈관이 딱딱해져 있다. 혈압과 LDL 콜레스테롤 수치를 잘 관리하지 않으면 혈관이 터질 위험이 클 뿐더러 뇌졸중, 심근경색 등으로 돌연사하는 경우가 많다.

과거의 당뇨병은 생활수준이 높은 계층에서 주로 나타났으나 현대의 당뇨병은 생활수준에 관계없이 누구나 걸리는 질병이 되었다. 이것은 현대의 생활방식이 당뇨병에 걸리기 쉬운 환경으로 진행되고 있음을 의미한다.

즉, 서구적 식생활, 그리고 긴장하며 경쟁해야 하는 사회 풍토로 인한 스트레스 과다, 환경오염, 과거와는 달리 젊은 층에서부터 만연된 과다 흡연과 음주, 문란한 성관계, 늦은 시간까지의 야간활동 등 우리 신체의 5장 6부가 손상될 수밖에 없는 조건으로 진행되고 있다.

따라서 웰빙(Well-being) 장수의 기본 비결은 평소에 늘 5장 6부를 잘 관리하는 것이다. 독자들의 무병장수를 기원하는 바이다.방질이 혈관 내벽에 쌓여 혈관이 딱딱해져 있다. 혈압과 LDL 콜레스테롤 수치를 잘 관리하지 않으면 혈관이 터질 위험이 클 뿐더러 뇌졸중, 심근경색 등으로 돌연사하는 경우가 많다.

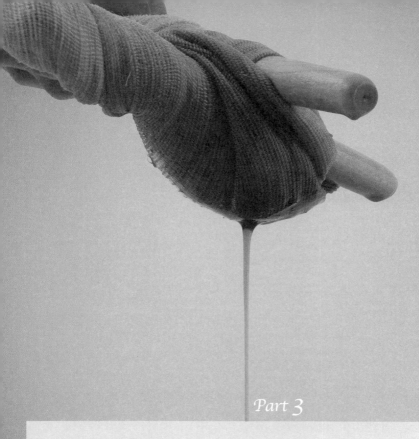

# Part 3

# 당뇨병 올바르게 다스리기

**스트레스에 의해서 혈당치가 상승하는 것은 위기적인 상황을 극복할 수 있도록**
몸이 준비하고 있는 것이므로 무조건 나쁜 증상이라고는 할 수 없다. 그러나 유전적
으로 당뇨병 체질인 사람은 한 번 올라간 혈당치가 좀처럼 내려가지 않는 경우가 많으
므로 조심해야 한다. 만병의 원인을 스트레스로 돌리는 데는 그만한 이유가 있다.

# diabetes...01

# 당뇨병에 대한 잘못된 오해

전 세계적으로 지금까지 사람들은 당뇨병을 불치병으로 간주해 왔으며 당뇨병은 사람들의 생활에 많은 고통을 가져다주고 있는 것이 사실이다. 하지만 대부분 당뇨병 환자들은 혈당수치를 내리거나 관리 유지하는 것이 당뇨병 치료의 전부라고 생각하고 있는데 이 개념은 잘못된 것이다.

즉, 혈당을 정상으로 유지시키면서 동시에 당뇨를 치료할 수 있어야 진정 당뇨를 근본적으로 해결할 수 있는 방법이다. 따라서 우리의 병원들도 이 개념으로 접근하여 지금의 혈당관리에서 혈당관리 및 당뇨치료의 개념으로 사고의 전환이 필요한 시점에 와 있다고 생각한다.

혈당수치가 정상을 유지하더라도 나이가 들고 노화 등 외부 환경적인 요인에 의해 당뇨 합병증은 계속 진행되기 때문이다.

# diabetes...02

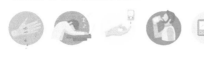

# 혈당수치만 떨어지면 될까?

최근 미국당뇨병학회(ADA)와 유럽당뇨병학회(EASD)는 3년만에 새롭게 개정된 가이드라인을 발표했다. 이번 당뇨병 치료 가이드라인의 가장 큰 변화중 하나는 기존에 혈당만 관리하는 차원을 넘어서 동반질환(심혈관계질환, 만성신장질환)과 합병증 예방까지 포함하고 있다.

혈당수치만 떨어지게 하는 방법은 당뇨병을 치료하는 근본적인 수단이 될 수 없다. 혈당수치를 급작스럽게 내리다 보면 부작용(혈당을 급히 떨어뜨리기 위한 혈당강하제의 장기 복용은 간장과 신장 기능을 손상시킬 수 있고, 또 식이요법은 체내 각 기관의 면역력을 떨어지게 하여 오히려 당뇨병을 악화시킴)이 심하여 오히려 체내 5장의 움직임이 부자연스러워지고 따라서 병세가 악화될 뿐만 아니라 여러 가지 합병증을 초래하기 때문이다.

당뇨병 발병 원인은 췌장 기능이 정상적으로 인슐린 분비를 하지 못하거나 또는 분비하여도 작용을 제대로 하지 못하는데 있다. 그리고 단순히 췌장이 인슐린 분비에만 국한되지 않으며 간장과 신장 기능에 이상이 있어도 영향이 있으므로 결국 5장의 내분비량이 균형을 잃었기 때문이다.

이를 테면 자동차 엔진의 어느 한 부분에 이상이 생기면 자동차의 성능이 떨어지고 제 속도를 내지 못하며, 급기야 엔진이 멈추게 되는 현상과 같다고 보면 된다.

당뇨병은 5장6부의 기능저하 외에 췌장이 굳어지는 현상으로 다만 인슐린을 생산하는 기관의 기능이 조절되지 않아 인슐린의 분비량이 불균형을 이루는 현상이다. 인슐린 분비량이 적으면 당뇨병을 발생시키며 동시에 분비량이 많으면 오히려 혈당의 수치가 높게 나타나기도 한다.

그런데 사람에 따라서는 인슐린의 분비량이 많은 사람도 있을 수 있으므로 인슐린의 분비량이 많으면 상대적으로 체내에서의 혈당수치가 다소 높게 나타나는데 그렇다고 당뇨병이라고 단정하기 어렵다. 따라서 췌장에서의 기능이 문제가 없는데 혈당이 높게 나타나는 경우는 인슐린 분비량이 다른 사람에 비해 많은 경우다. 그러므로 C-펩타이드 검사를 통해 환자 본인의 인슐린분비량을 확인하는 것이 좋다.

C-펩타이드 검사란, 췌장의 기능을 알아보는 검사로 환자 본인이 지금 어느 정도의 인슐린이 분비 되고 있는지를 확인하고 거기에 맞는 적절한 대처를 하기 위해 하는 검사이다. 즉, 인슐린분비량이 과다해서 정상인

이 당 수치가 높다 하여 당뇨병으로 판정해서 매일 혈당강하제만 복용한다면 적절한 치료 방법이 아닐 것이다.

또한 간장 질환이 있는 경우 당 수치가 높게 나타날 수 있으므로 간질환 검사를 병행하여 받는 것이 좋을 것이다. 동시에 인슐린의 분비량이 선천적으로 많이 분비되는 사람인 경우 체내 혈당치가 다소 높게 나타나는 경우가 있으므로 당뇨 판정을 위해서는 정확한 진단이 반드시 요구된다.

# diabetes...03

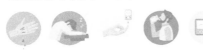

# 운동에 의해 혈당치가 올라가는
# 경우도 있다

당뇨환자에게 아주 물론 심한 운동은 금물이다. 운동을 특별히 제한할 것은 없지만 되도록 식후 산책을 꾸준히 하는 것이 가장 이상적이다. 조깅과 워킹 등의 운동을 하면 내장 주위에 붙어 있는 지방이 소비되어 다이어트로 이어지고, 포도당을 근육에 받아들이는 단백질의 기능도 좋아진다.

그러면 인슐린의 효과가 현저하게 좋아지기 때문에 당뇨병 환자들에게는 운동요법이 최적일 수 있다. 그러나 단시간으로 효과를 올리려고 심하게 운동을 하게 되면 지방을 분해시키지 못하고 직접 혈액 중의 포도당을 대량으로 소비한다.

그 후 몸은 저혈당 상태를 해소하기 위해 혈당치를 상승시키는 호르몬을 대량 동원한다. 그렇게 하면 운동은 이미 끝났는데 혈당치만 부쩍 올라가는 경우도 생긴다. 운동의 방법을 잘 알고 그 효과를 극대화시키지 못한다면 저혈당이 되거나 고혈당이 될 수도 있다.

운동의 효과로 놓칠 수 없는 것이 계속 설명해 온 스트레스의 발산이다. 자신에게 약이 되는 기준만큼 자신이 좋아하는 운동을 매일 계속하면 정신적인 기분전환도 된다.

의무감으로 마지못해 운동하는 것보다 즐길 수 있는 몇 가지 운동을 생활 속으로 받아들여 꾸준히 운동하는 것이 좋고, 운동이 좋다고 해서 아무 운동이나 무턱대고 시작하는 것은 바람직하지 않다.

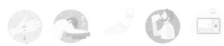

# diabetes...04

# 당뇨병의 근본적인 치료

　　당뇨병의 근본적인 치료 방법은 인슐린 분리량을 적당하게 조절해주는 방법도 중요하지만 더욱 중요한 것이 있다.

　　5장 6부뿐만 아니라 굳어져 가는 췌장을 부드럽게 해주고 오장이 내분비를 적당하게 조절하여 체내에 각종 원소를 충분히 균형 있게 공급해주면 자연적으로 혈당수치는 건강수치에 도달하게 된다.

　　당뇨병을 치료하려면 소염(消炎), 해독(解毒), 배독(排毒)과 동시에 당뇨병의 원인인 5장 6부의 염증(당뇨균)을 치료하는 것이 대단히 중요하다. 체내에 필요한 각종 미량 원소를 충분히 섭취하면서 체내 각 기관의 기능을 정상으로 회복시키는 것이 근본적인 치료 방법이다.

　　혈당수치만 급히 떨어뜨리는 치료의 기준은 위험한 일이며(5장의 움직

임이 부자연스러워 합병증을 초래하며, 특히 신장이 나빠짐), 비록 혈당강
하제에 의해 인위적으로 혈당수치가 정상을 유지하더라도 당뇨 합병증은
서서히 진행된다는 것을 명심하여야 한다.

혈당수치를 관리하기 위해 음식과 과일 등을 무조건 절제하는 것은
위험하며 신체적으로 필요한 영양섭취는 음식물로부터 공급받으므로 혈
당이 높다는 이유로 음식을 조절하면(공기밥의 1/2씩 줄여서 식사하는 것
은 절대 위험함) 신체적 불균형 상태가 나타나는 것은 물론 이로 인하여
건강을 해치는 결과를 초래할 뿐만 아니라 오히려 합병증을 유발시킬 수
있는 원인이 된다.

평소의 식생활을 그대로 유지하는 것이 가장 중요하며 여기서 꼭 지켜
야 할 것은 절대 과식하지 말고 기름지고 구운 육류를 피하고, 음주, 흡
연, 스트레스(짜증내는 것) 등은 반드시 금기해야 한다.

사람마다 췌장의 병세가 동일하지 않으므로 췌장의 회복시간도 같지
않고 5장의 내분비 조절 역시 마찬가지이므로 정상회복의 시간도 일정하
지 않다. 5장 내분비가 정상회복 되고 췌장이 정상 회복되는 데는 어느 정
도의 시간이 소요될까?

당뇨 환자의 병의 정도에 따라 다르며 평소 절제된 음식과 운동 실시
여부에 따라서 다르다. 사람마다 인슐린 분비 수치가 같지 않으므로 혈당
수치도 같지 않다.


많은 사람들이 혈당수치를 내리기 위해 많은 약을 복용하고 인슐린
주사를 이용하고 식이요법을 통하여 혈당수치는 오랫동안 유지하지만,

그럼에도 불구하고 병세는 날로 악화되고 신체는 해가 지남에 따라 허약해져 결국 합병증이 발생하게 된다.

당뇨병이 급작스럽게 발생하는 사람도 있지만 대다수 당뇨병 발생의 잠복기간은 3~5년이며 이 기간 혈당수치는 상승하지 않는다.

콜레스테롤 수치가 높은 환자, 심장병이 엄중한 환자, 피가 너무 더워 열독이 있는 환자, 불면증 환자, 급성담결석 환자, 신장결석 환자, 대소변이 불정상적인 환자, B형간염 환자, 요단백 수치가 높은 환자 등은 혈당수치가 빨리 내려가지 않으므로 보조적 치료를 받는 것이 좋다.

특히 지방간 및 간경화 경력이 있었거나 증세가 있는 당뇨 환자는 당수치가 항상 높게 나타난다. 이런 환자들은 식전혈당은 그다지 높지 않으나 식후 혈당이 200 이상 높게 나타난다. 그 이유는 간장에서 과량의 포도당이 생성이 되거나 또는 포도당을 분해하는 기능이 떨어지기 때문이다.

우리 몸 5장의 내분비를 평형시켜 5장이 회복되면 6부도 정상으로 회복되며 췌장이 정상회복 되면 인슐린 효능도 정상으로 회복되어 혈당수치 역시 건강수치에 도달하게 된다. 치료의 기준은 혈당강하제 및 인슐린의 도움 없이 혈당수치가 4개월 정도 일정하게 유지되는 것이며 이때 모든 것을 끊어도 된다.

# diabetes...05

# 당뇨병에 대한 정확한 이해

당뇨병은 앞서 살펴본 것처럼 우리가 섭취한 음식물이 포도당으로 분해되어 영양분을 필요로 하는 우리 몸 각 부분(세포)으로 전환되지 못하고 오줌으로 배설되는 병이다.

제1형 당뇨병(선천성:5%)은 췌장세포의 파괴로 인슐린의 분비가 불가능한 상태를 말하고, 제2형 당뇨병(후천성:95%)은 인슐린 저항과 상대적인 인슐린 결핍으로 혈당을 분해하지 못하는 경우이다. 정상 혈당치는 식전공복혈당이 110mg/dℓ 미만이고, 당뇨가 진행 중인 내당능 장애는 125mg/dℓ이며, 126mg/dℓ은 당뇨로 판정한다.

대한민국의 당뇨 환자는 전 국민의 10%선(약 4~5백만 명)으로 추정하고 있으며, 진행형 당뇨(1.5형 당뇨) 또는 잠재 당뇨 환자는 40세 이후

10명 중 4명 정도로 보고되고 있다.

당뇨병은 5장(간, 심장, 췌장, 폐, 신장) 6부(쓸개, 소장, 위, 대장, 방광, 삼초)에 문제가 있는 병이다. 즉, 삼초(신체의 상지, 중지, 하지로서 몸 전체)의 문제로 단순히 췌장 기능만 나쁜 것이 아니다. 췌장, 콩팥, 간, 위, 심장, 혈액이상, 핏줄염증, 뼈 속 중 어느 한 부위 이상이 문제가 있는 병이다.

그러나 당뇨 환자들 대부분이 췌장 기능만 이상이 있어 당뇨가 발병한 것으로 잘못 알고 있으나 실재 당뇨 환자 중 췌장 기능이 정상인 사람이 많으며 더불어 신장과 간장에 이상이 있어 당뇨로 진행된 사람도 대단히 많다. 따라서 당뇨 환자들은 병원에서 검사하는 C-펩타이드 검사(췌장에서의 인슐린 분비량 검사)를 반드시 받아보기 바란다.

# diabetes...06

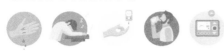

# 혈당 중에 포도당이 증가하면?

우리가 먹은 음식물은 탄수화물로 위장에서 소화되어 혈액으로 흡수되어 포도당이 된다. 이 포도당은 세포 내의 영양분으로서 에너지로 전환되지 못하면 결국 지방으로 축적되어 비만의 원인이 된다.

또한 혈중 포도당 농도가 증가하면 신장의 모세혈관은 고 삼투압에 의해 파괴되거나 신장 기능을 저하시켜 신부전증을 유발하여 정력 감퇴 및 만성피로와 같은 증상이 나타난다.

동시에 포도당은 췌장기능을 자극하여 인슐린을 필요 이상 과다 분비하게 하여 췌장 기능을 지치게 하며 결국 당뇨병을 유발시킨다. 그 외 성기능 저하와 고혈압을 유발하고 심장기능까지 손상시켜 족부 끝 말초신경까지 혈액 공급부족으로 인한 족부 궤양의 원인이 된다.

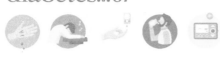

diabetes...07

# 당뇨병 증세 어떻게 알 수 있을까

일반적인 증세로는 입안이 바싹바싹 마르고 배가 고파 허기를 참기 어렵다. 하지만 초기에 다른 명확한 증세가 없어서 당뇨병의 조기 치료 기회를 놓치게 된다. 그러므로 평소 혈당 체크를 반드시 생활화해야 된다.

대개 삼다일소(三多一少:다음, 다뇨, 다식, 체중 감소) 증세가 일반적으로 나타나는데, 때로는 다음, 다뇨 증상은 혈당이 대단히 높아야 나타나는 경우가 많아 당뇨인줄 모르고 생활하는 중에 그냥 지나치는 경우가 많다. 다식증상이 와도 건강한 것으로 오해하고 질병의 증세를 모르고 지나간다.

또한 체중 감소는 다이어트로 잘못 오인되어 다식과 여위는 증세가 매우 엄중할 때야 비로소 병증을 느끼고 병원을 찾아 검사 결과 결국 당뇨로 판정받는 사례도 있다.

통계에 의하면 제2형 당뇨병 환자 중 무증세가 약 57%이고, 체중 감소 환자가 약 35%이며 진정으로 다음, 다뇨 증세가 있는 환자는 겨우 8%밖에 되지 않는다.

당뇨병에 걸려도 "삼다(三多)" 현상이 없을 수도 있다. 특히 스트레스가 많은 정신적인 직업에 종사하는 직장인들 중 대부분 환자에게 나타나지 않고, 정기검사나 다른 질병으로 입원 시 검사에서 발견된 경우가 많다. 짜증을 잘 내고 신경질적인 것을 본인이 모르고 주위에서 이상하게 느낀다.

당뇨는 췌장 기능만 나쁜 것이 아니고 간장, 신장, 폐, 혈액염증, 고혈압, 심장병, 뇌혈관질환 등 한 가지 이상 기능이 떨어진 경우가 많다. 동시에 한국인은 비만형이 아니라도 당뇨가 있다.

즉, 한국형 당뇨로 한국인 유전자는 당뇨에 취약하고 인슐린의 분비 기능이 떨어져 당뇨병 대응에 둔감하다. 그래서 비만하지 않아도 당뇨가 온다.

# diabetes...08

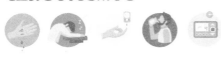

# 혈당이 높으면 나타나는 증상

신장(콩팥)의 신소구가 당을 여과한 후 신소관은 당을 흡수해야 하는데, 이것을 흡수치 못하고 소변으로 당이 배설된다.

특히 낮 시간뿐만 아니라 밤새 수차례 화장실을 다녀 잠을 제대로 못 이룬다. 동시에 잠이 부족하면 인슐린 분비에 장애가 생겨 당뇨병을 더욱 가중시킨다.

또한 혈당이 올라가면 눈이 뻑뻑하고 침침하면서 앞이 잘 보이질 않으며, 특히 어느 날 신문이 잘 보이질 않는다. 당이 내려가면 다시 눈이 맑아진다.

특히 식후에 즉시 피곤함이 오고, 오후 2~3시 경에는 업무를 볼 수 없을 정도로 맥이 풀려 기력이 없으며, 팔다리에 힘이 없다. 동시에 팔, 다리, 손 등이 저리고 발가락도 아프면서 저려온다. 최종으로 당뇨 합병증이 온다.

당뇨 합병증 증상으로는 혈당이 올라갈 때와 마찬가지로 눈이 뻑뻑하고 신문이 잘 보이질 않으며, 눈이 아프거나 안구출혈 등으로 실명하게 된다. 또한 피부가려움, 오줌에 생기는 거품 및 혼탁, 족부에 고름, 심장, 신장, 간기능 이상, 위장장애, 변비, 관절염 및 골다공증, 발기부전, 중풍 등의 증상이 나타난다.

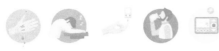

# 당뇨 합병증 환자 경험사례

고혈당 상태가 반복되거나 이를 방치할 경우, 혈액 속 높은 포도당 농도로 인해 혈관이 망가지면서 혈관질환을 비롯하여 다양한 합병증이 나타나기 때문이다.

대표적인 당뇨합병증으로는 당뇨병성 망막증의 경우 성인 실명 원인의 가장 흔한 원인이다. 당뇨병성신증은 말기 신부전증에 이르게 하는 원인이기도 하다.

또한 심근경색, 협심증, 뇌졸중 등 당뇨병의 가장 큰 사망 원인으로 꼽히는 심뇌혈관질환은 당뇨병이 없는 사람에 비해 남자는 2~3배, 여자는 3~5배 사망 위험이 증가하는 것으로 나타났다. 당뇨병 치료 시 혈당조절은 물론 당뇨병으로 인한 합병증 관리의 중요성이 커지는 이유이다.

어느 날 눈이 아파서 병원에 갔더니 당뇨병이라고 한다. 담당 의사가 진찰을 해보더니 당뇨가 몇 년 됐다고 하면서 계속 방치하면 실명 위기에 처할 수 있다고 한다. 또 어떤 사람은 급성 폐렴으로 병원에 갔는데 당뇨병 판정을 받기도 한다.

당뇨병 환자 중 폐의 건조 및 염증으로 폐렴환자가 많이 나타난다. 회사의 정기검진 신체검사 시 고혈압 및 당뇨로 판정받는 사례가 빈번하다. 가슴이 답답하고 찌르는 듯이 몇 초 순간적으로 아파서 병원에 달려가 검사했더니 심장병과 동시에 당뇨 합병증 판정을 받은 사례도 있다.

계절이 바뀌면서 또는 날씨가 다소 흐린 날에 머리가 아프거나 순간 어지럼 증세가 나타나는 경우는 뇌졸중 증세로, 동시에 당뇨병 판정을 받는 사례이다.

손과 발끝이 저리거나 신경통이 심하게 나타나며 아프면서 가렵고 피부가 빨간색을 띠면서 진물이 나는 경우는 당뇨에 의한 피부 가려움증과 동시에 피부가 썩어가는 현상으로 족부궤양에 의한 최종적인 다리 절단의 한 사례이다.

기타 합병증 사례로 고혈압(혈관의 염증과 혈액의 잡질), 심장병(고혈압으로 심장에 무리), 기억력 감퇴(뇌세포 괴사, 중풍), 피부가려움(세포 괴사현상으로 여성은 질 부위 당분으로 인해 균이 발생하는 경우와 동시에 말초신경까지 혈액 공급이 어려워 피부가 붓는 경우), 시력 장애(백내장, 녹내장), 손발마비, 신경통, 성기능 장애(혈액 중에 혈당은 성호르몬 분비 억제), 최종으로 당뇨병이 어느 정도 진행되면 반드시 동맥경화(뇌, 심장, 신장 장애로 전환) 증상이 나타난다.

# diabetes...10

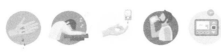

# 혈당이 정상 관리되면 당뇨는
# 저절로 치료될까

혈당이 정상이면 당뇨 합병증은 분명히 예방할 수 있다. 그러나 나이가 들면 신체는 노화가 되면서 실상 혈당은 정상이라도 합병증은 서서히 진행된다고 보는 시각이 정확할 것이다.

물론 합병증의 진행 정도는 혈당관리를 어떻게 하느냐에 따라 차이가 있겠으나 그 진행 정도는 환자마다 다르다.

따라서 양자(혈당강하제로 관리하면서 동시에 치료제품으로 치료)를 병행하면 분명히 치료 가능성이 있으며, 환자 본인의 당뇨에 대한 지식과 현명한 대처가 요구된다.

즉, 양방(종합병원과 한방병원) 치료를 동시에 권한다. 최근 암치료에서도 양방치료는 분명히 치료효과가 2배 이상이라는 보도가 있다. 당뇨

역시 그 이상의 결과를 확신하는 바이지만 결국 선택은 독자 여러분의 몫
이라 하겠다.

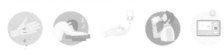

# 혈당을 떨어뜨리는 NTB-A 추출물

당뇨는 췌장이 굳어 있거나 5장 6부의 기능이 비정상적으로 불균형을 이루어 인슐린의 분비작용이 잘 안 되는 경우이다. NTB-A 추출물을 꾸준히 섭취하면 5장 6부의 기능이 회복되면서 정상화시켜 혈당이 떨어지기 시작한다. 이때 기름진 음식, 음주, 흡연, 스트레스(성질이 급하고 신경질적이며, 업무적으로 싸우고 매사 짜증을 잘 내는 것)를 피하고 운동을 병행 실시한다.

특히 아침식사를 거르고 점심과 저녁 식사에 과식하거나 식사 시간이 불규칙적인 사람과 TV 시청으로 밤잠을 못 이루는 사람은 이러한 습관이 혈당을 높게 하는 원인이므로 평소에 식생활습관을 고치는 것이 현명하다.

당뇨병은 수년 동안 본인 자신의 식생활의 문제에서 출발한다고 보면 거의 맞을 것이다. 그러나 당장 혈당이 떨어지지 않더라도 치료는 되는 과정이므로 염려할 필요가 없다.

혈당이 떨어지기 시작하면 치료기간은 단축된다. 하지만 고혈압, 고지혈증, 심장병, 지방간, 신장염이 있는 사람은 잘 떨어지지 않는다. 그러나 시간이 다소 지연되더라도 시간이 지나면 서서히 떨어지기 시작한다.

그래도 떨어지지 않으면 추가적인 보조 치료를 병행해야 되는데 신장이나 간장 등의 치료를 집중적으로 함께 해야 한다.

# diabetes...12

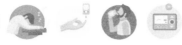

# 뚱뚱한 사람이 당뇨에 잘 걸리는 이유는?

적정 체중을 유지하는 것은 당뇨병을 치료하고 예방하는 것 이상으로 매우 중요하다. 당뇨병의 원인 중 하나인 비만이 되면, 혈액의 양이 늘어나기 때문에 그만큼 다량의 인슐린이 필요하게 되고, 인슐린이 모자라는 경향의 사람은 혈당치가 올라간다.

과체중이거나 복부 비만인 경우 몸 곳곳에 축적된 지방으로 인해 인슐린 저항성이 생기기 쉽다. 비만이 당뇨병 발병 위험을 높인다는 사실은 잘 알려져 있지만 이 같은 현상이 왜 발생하는지에 대해서는 아직 정확히 규명되지 않았다.

제2형 당뇨병을 앓는 환자들은 대부분 과체중인 경우가 많다. 이 경우 지방은 뚱뚱한 사람의 근육과 간 속에 축적되어 세포 손상을 일으켜 결국 인슐린으로부터 온 신호전달의 장애를 초래하고 혈중 혈당이 상승하여 결국 당뇨병이 발병하게 된다.


　　한 연구에 의하면 근육세포 내 비정상적인 지방 축적이 세포에 의한 당 흡수를 증가하도록 자극해야 하는 인슐린으로부터의 신호전달을 방해한다는 것이다.

　　또한 물방울 형태로 세포 내에 저장되는 지방 방울들은 특정단백질이 관여한 기전에 의해 세포 내에서 서로 합쳐지는 것으로 나타났다. 또한 이 같은 특정단백질은 이와 별개로 독립적으로 인슐린 신호들이 세포 내에서 전방으로 지나가게 하는 작용을 한다.

　　연구팀은 세포가 세포 내 지방 방울들을 합치기 시작할 때 인슐린 신호가 세포 내로 전달되는 과정에 관여하는 특정단백질이 소실되는 바, 이로 인해 세포 내 인슐린 신호 전달이 안 되어 당뇨가 발병하게 된다는 것이다.

　　연구팀은 이 같은 과정에 대해 보다 상세하고 폭 넓게 이해할 수 있다면 당뇨병이 발병하는 과정을 이해하면서 동시에 당뇨를 예방할 수 있을 것이라고 했다.

# diabetes...13

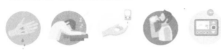

# 당뇨의 진행과정

체질이 허약하면 5장 6부의 기능을 떨어뜨리고, 특히 췌장, 간장, 신장, 위장의 기능이 약해지면 혈당이 높아지기 시작한다. 또한 과도한 피로와 스트레스는 간장과 신장의 기능을 허약하게 하여 소갈증이 나타난다.

잦은 음주와 흡연, 고 칼로리 식사, 기름진 음식, 밀가루 등 인스턴트 식품을 먹고 2시간 후 혈당을 측정해보면, 된장찌개 등으로 식사한 것보다 혈당이 훨씬 높게 나타난다.

늦은 시간까지 TV 시청을 하거나 술을 마시거나 또는 음주 중에 고 칼로리 식사를 한 다음 집에 돌아와 라면으로 속을 푸는 사람의 식전혈당을 다음날 측정해보면, 역시 혈당이 높게 나타난다.

인슐린 분비는 밤 11시부터 취침 중에 많이 분비된다. 그래서 야간 근무자 중에 당뇨 환자가 많다.

특별히 키는 작은데 비만한 초등학생이나, 키 153~160cm 범위의 몸무게 57kg 정도에서 별로 먹지도 않은데 살이 찐 20대, 이런 유형의 사람들은 반드시 혈당을 체크해봐야 한다.

그렇지 않는 사람들보다 혈당이 높게 나타날 것이다. 이런 경우는 신장과 심장 기능을 병원에서 체크할 필요가 있다.

앞에서 언급했듯이 한의학에서는 우리의 몸을 삼소(상소, 중소, 하소)로 분류하는데, 상소는 폐, 중소는 췌장과 위장, 하소는 신장 기능을 말한다. 당뇨는 최초 이와 같은 원인에 의해서 먼저 중소에 문제가 생기면 췌장과 위장에 열이 생겨 소화가 빨라지게 된다. 그래서 많이 먹는 현상이 나타나고 이것을 다식이라 했다.

이 다식현상으로 우리가 먹은 음식물인 탄수화물이 혈관으로 이동하면서 포도당으로 변해 췌장에서는 먹은 양 만큼의 필요한 인슐린을 분비하여 혈관의 포도당을 세포로 이동해야 하는데 췌장의 염증으로 인슐린 분비량이 적거나 분비하여도 음식량이 많아서 이에 대응할 수 있는 인슐린 양이 부족하면 체내 혈당은 높게 나타난다.

동시에 췌장과 위장의 열은 위로 올라가 폐에 미치는데, 폐는 상소로서 폐가 열을 받으면 물을 많이 소모하므로 다음 현상(소갈증)이 나타난다. 이것의 원인으로 종종 당뇨 환자들에게 급성폐병이 나타난다.

이후 하소 증상이 순차적으로 동시에 나타나는데 상소의 열이 하소인 신장(콩팥)에 미쳐 상소의 소갈증으로 많이 마신 물을 신장이 주도할 수 없어 소변이 잦다. 이것을 다뇨현상이라 한다.

이 세 가지 현상이 나타나면 당뇨병이라고 판정하고, 반대로 동시에 삼소가 정상으로 돌아가면 비로소 당뇨로부터 해방되는 것이다.

# 혈당이 떨어지지 않는 이유

첫째, 췌장 기능 이상이다.

췌장기능에 이상이 생겨 인슐린 분비가 안 되거나 분비량이 적으면 혈당이 높게 나타난다. 또한 인슐린을 분비하는 랑게르한스섬 구멍이 막히면 인슐린 분비에 장애가 되며, 동시에 췌장의 염증 역시 인슐린의 분비를 저해하여 혈당의 수치를 높인다. 이 경우는 췌장의 염증을 치료해야 한다.

둘째, 신장 기능 이상이다.

혈당을 높게 하는 원인으로 신장 기능의 이상이 있다. 신장염이나, 요독증, 콩팥에 혹 등 췌장에는 별 문제가 없는데 신장 기능에 이상이 있으면 혈당이 높게 나타날 수 있다. 이런 경우에는 신장을 동시에 치료해야 한다.

셋째, 간 기능 이상이다.

과거나 현재에 지방간, 간경화, 간암 등을 경험하였다면 간 기능 이상으로 혈당이 높게 나타난다. 동시에 자궁에 혹이나 물혹이 있는 경우와 혈액이 더러워 잡질이 많거나 끈적끈적한 경우 및 콜레스테롤이 과다하면 혈당이 높게 나타나고 잘 떨어지지 않는다. 이 경우에는 간장을 치료하면 혈당은 정상으로 돌아온다.

요즘 남, 여 모두 음주문화의 확산으로 당뇨병이 증가하고 있다. 간 기능에 관해서 좀 더 자세히 설명하면 간세포의 손상 정도를 보여주는 지표인 '간 기능 수치의 상승'이 '당뇨병의 발생'과 밀접한 관계가 있다는 것이 국내 의료진에 의해 밝혀졌다.

간 수치가 정상 범위 이내라도 간 기능 수치가 높을 경우 향후 당뇨병 발생 위험이 2배 높은 것으로 나타났다.

지나친 음주는 간장과 위장, 췌장세포를 손상시켜 당뇨병을 유발한다. 예를들어 쥐에게 알코올을 경구 투여 후 신장의 크기를 측정하면 반으로 쪼그라드는 현상을 확인할 수 있었다. 동시에 췌장 역시 염증이 발생하였으며, 지속적으로 알코올 투여시 당뇨병이 유발되었다.

그 결과 남자의 경우 기초검사에서 간 기능 수치의 하나인 GPT 수치가 낮게 나왔던 집단에서의 당뇨병 발생률은 2.4%(1,010명 중 24명)였던 반면, GPT 수치가 높게 나왔던 집단은 당뇨병 발생률이 5.1%(1,016명 중 52명)로 2.2배 높았다.

또 여자의 경우도 GPT 수치가 낮은 집단의 당뇨병 발생률은 1.2%(1,133명 중 14명)였던 반면, GPT 수치가 높았던 집단은 3.4%(1,133명 중 38명)로 역시 높게 나타났다.

즉, 간 기능 수치의 하나인 GPT 수치가 남자는 35이상, 여자는 24이상이면 그 이하의 사람에 비해 향후 당뇨병 발생 비율이 남자는 2.2배, 여자는 2.0배 높은 것으로 조사됐다.

간 기능 수치가 정상 범위 이내라 할지라도 그 수치가 높을 경우 당뇨병 발생이 유의하게 증가하는 것으로 나타났다. 주로 B형, C형 간염 환자나 술을 많이 마시는 경우 간세포가 파괴돼 간 기능 수치가 올라가는 것으로 알려져 있다.

이는 술을 많이 마시지 않는 경우에도 GPT 수치가 높은 경우는 비알콜성 지방간이라고 볼 수 있고, 이러한 상태가 오래 지속될 경우 향후 당뇨병 발생의 위험성이 높으므로 각별한 주의가 필요하다고 하겠다.

또한 2000년대 들어 당뇨대란으로 불릴 정도로 당뇨병 환자가 급속도로 증가하는 원인으로 간 기능 수치 상승이 앞으로도 큰 역할을 할 것으로 예측되었는데, 이는 최근 들어 우리나라 장년층의 지방 및 칼로리가 높은 식사습관과 운동부족 등이 주요 원인으로 작용한 것이라 할 수 있다.

또 간 기능 수치 상승이 당뇨병 발생과 밀접한 연관성이 있음이 밝혀진 이상 간 수치가 정상 범위 내라 할지라도 그 수치가 높게 나왔다면 수치를 낮추려는 노력이 당뇨병 예방을 위해 반드시 필요하다.

따라서 불규칙한 저녁식사와 밤참은 비만으로 이어져 간에 기름이 끼는 지방간을 유발하면서 간 기능을 떨어뜨리므로 밤 8시 이후에 먹는 것은 되도록 피해야 한다.

폭음 역시 간세포를 파괴해 간 기능 수치를 높일 수 있으므로 술의 양을 줄여, 한번 술을 마신 뒤 2~3일은 금주해서 간이 충분히 해독할 시간을 주도록 한다.

또한 평소 간 기능 수치가 높은 사람이라면 식습관을 저지방, 저칼로리 식단으로 바꾸도록 하고, 가벼운 운동 등으로 신체활동을 많이 해주는 생활습관을 택하는 것이 간 기능 수치개선에 효과적인 방법이다.

### 넷째, 랑게르한스섬의 문제이다.

혈당이 높은 이유 중 하나로 인슐린을 분비하는 랑게르한스섬의 구멍이 막히면 인슐린 분비에 장애가 된다. 그러나 랑게르한스섬의 구멍 막힘 현상은 전체 당뇨병의 원인 중에 한 부분에 지나지 않으며, 막힘을 뚫으면 또다시 막힐 수 있어 근본적으로 치료해야 한다.

이것을 치료하기 위해서는 췌장에서 염증을 일으키는 원인으로 당뇨균을 괴사시키면 막힘 현상과 재막힘 현상을 해결하므로 당뇨를 치료할 수 있다. 이 당뇨균은 NTB-A추출물을 상용하면 제거할 수 있다.

### 다섯째, 고지혈증 치료제 복용환자

고지혈증 치료제 스타틴을 복용하는 노인들은 당뇨병에 걸릴 위험이 비(非)복용자에 비해 33~50% 크다는 연구결과가 외신을 통해 나왔다.

의학매체 메디컬뉴스투데이 등에 따르면, 호주 퀸즐랜드대학 보건대학원 마크 존스 박사 팀은 '호주 여성건강연구 장기 추적 조사'의 일환으로 정기 검사와 설문조사를 받은 75세 이상 여성 노인 8천372명의 처방 기록 등 10여 년 동안의 관련 데이터를 분석했다.

그 결과 75세 이상 여성 노인의 경우 스타틴 복용자는 당뇨에 걸릴 위험이 비복용자에 비해 평균 33% 큰 것으로 나타났다. 특히 스타틴을 고용량 복용하는 경우엔 그 위험이 50%나 컸다.

고지혈증은 혈액 속 지방(콜레스테롤)이 필요 이상으로 많은 것으로 혈관 벽에 쌓여 염증과 동맥경화 등을 일으키고 혈류를 방해해 나중에 심근경색이나 뇌졸중 등 치명적 합병증을 유발한다.

스타틴 계열 약물은 고지혈증 치료제로 세계에서 가장 많이 쓰여 왔으며, 당뇨병 위험을 높인다는 연구결과들은 기존에도 있었다.

존스 박사는 "스타틴이 특히 노인들에게 많이 처방되고 있으나 건강에 미치는 영향에 대한 임상시험 연구의 대부분은 40~70대 남성을 대상으로 한 것이며 노인, 그중에서도 여성을 대상으로 한 연구는 매우 드물었다"고 말했다.

그는 특히 "이번 연구에서 발견한 사실 중 가장 우려되는 건 '복용량 효과'라고 강조했다. 복용량이 증가할수록 당뇨 위험도 늘어나는 것으로 나타났다는 것이다.

통상적으로 고지혈증이 오래 가고, 나이가 들수록 환자가 늘어나 스타틴을 장기 복용하는 경우가 많다.

존스 박사는 "10여 년의 기간을 추적한 이번 연구에서 대부분 여성의 복용량이 해가 갈수록 늘어난 것으로 확인됐다"고 밝혔다.

그는 "의사들은 노인들의 이런 특성과 위험에 유의해야 한다면서 "스타틴 복용 환자들은 정기적으로 혈당을 검사하고 주의 깊게 관찰해 당뇨를 조기 발견, 관리하도록 해야 한다"고 덧붙였다.

diabetes...15

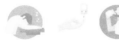

# 건강십계

1. 소육다채(小肉多菜) : 고기는 적게, 채소는 많이

2. 소염다초(小鹽多酢) : 소금은 적게, 식초는 많이

3. 소당다과(小糖多果) : 설탕은 적게, 과일은 많이

4. 소식다저(小食多咀) : 식사는 적게, 씹기는 많이

5. 소의다욕(小衣多浴) : 의복은 얇게, 목욕은 많이

6. 소승다보(小乘多步) : 차타기는 적게, 걷기는 많이

7. 소번다면(小煩多眠) : 번민은 적게, 잠은 많이

8. 소노다소(小怒多笑) : 분노는 적게, 웃음은 많이

9. 소언다행(小言多行) : 말은 적게, 행동은 많이

10. 소욕다시(小慾多施) : 욕심은 적게, 베품은 많이

diabetes...16

# 당뇨 환자에게 필요한 생활습관

당뇨병은 생활습관에 의한 발병률이 높으므로 평소 생활습관에 유의하여야 하며 다음과 같은 습관을 생활화해야 한다.

첫째, 따듯한 물을 마셔야 한다.

물은 하루 5잔 이상 공복에 천천히, 조금씩 마시도록 한다. 특히 차가운 물, 식사 중에 물을 과도하게 마시는 것, 한 번에 벌컥벌컥 마시는 것은 좋지 않다.

따듯한 물을 마셔야 좋은 이유는, 혈액 속에 있는 당은 세포로 이동되어야 에너지로 이용되기 때문이다. 이때 혈액 속의 당을 세포로 이동시켜주는 것이 인슐린호르몬이다.

여기서 중요한 것은 호르몬은 물이 부족하면 잘 나오지 않는다. 사람은 70%가 물이다. 이렇게 인체 대부분이 물로 되어 있는데, 이 70%의 물 중에 8%만 물이 부족해도 내분비선 분비가 중단된다.

즉, 물을 마시지 않으면 인슐린호르몬이 잘 분비되지 않는다는 사실이다. 최근엔 젊은 사람 중에도 점점 당뇨 환자수가 증가하고 있다.

당뇨 환자들은 다뇨증상 때문에 물을 열심히 먹는 사람은 별로 없는 편이다. 그리고 물을 많이 마시는 경우에 대부분 차가운 물을 마시곤 한다.

차가운 물은 오히려 당뇨를 더 악화시킨다. 차가운 물을 마시면 목구멍을 통과할 때는 시원하지만 이것이 아랫배로 내려오면 장(腸)을 차갑게 하기 때문에 대사가 잘 이루어지지 않고, 장이 차가워서 장 운동이 안 되면 음식흡수가 저해되어 노폐물이 증가한다.

당뇨는 혈액이 맑지 못하고 참기름처럼 걸쭉하다고 보면 된다. 이런 상황에 노폐물이 많아지면 혈액은 점점 더 탁해지게 된다.


둘째, 음식은 천천히 많이 씹어서 먹어야 하며 식사시간은 15분~20분 이상 되어야 한다.

입에서 많이 씹어서 음식을 잘게 부숴주어야 음식이 많이 흡수되고 노폐물이 덜 생성된다. 누구나 아는 것이지만 실천하는 사람이 잘 없다. 식사 때 천천히 먹으려면 식사 중에는 국이나 물을 조금만 먹도록 해야 한다.

국이나 물을 식사 때 자주 먹는 분은 거의 잘 씹지 않는다. 이러면 배는 부르지만 몸속에는 노폐물이 많아지게 되어 혈액이 탁해지게 되는 것이다.


셋째, 저녁 9시 이후에는 음식을 먹지 않는다.

요즘 퇴근이 늦다보니 늦은 저녁식사를 하는 분들이 많다. 아침은 정신이 없어서 잘 안 드시고 저녁에 시간이 많다보니 과식을 하게 된다. 보통 저녁 9시 이후에 음식을 드시면 TV를 보거나 인터넷을 하다가 12시 또는 새벽 1시쯤 주무시는 분들이 많은 편이다.

음식은 보통 위장에 2~3시간 머물면서 잘게 부수는 역할을 한다. 이렇게 잘게 부서진 것들은 십이지장을 통과하여 아랫배 소장으로 내려간다. 우리가 저녁 9시 이후에 음식을 먹고 자게 되면 뱃속에는 음식을 소화하기 위해 내부 장기와 심장이 계속 움직여야 한다.

공장의 기계도 낮에는 가동을 시키고 밤에는 좀 쉬게 해줘야 한다. 택시도 낮에는 운행하고 밤에는 집 앞에 세워두고 엔진을 좀 쉬게 해줘야 한다.

그런데 저녁을 늦게 먹고 자게 되면 내부 장기와 심장이 쉬지를 못하게 되니 다음날 자고 일어날 때 개운하지 않다.

그러므로 내부 장기도 빨리 노화되며 혈액도 맑지 못하게 되어 당뇨가 더 심해지게 된다. 어쩔 수 없이 늦은 저녁식사를 해야 한다면 조금만 섭취토록 하고, 죽이나 미숫가루처럼 소화가 잘 되는 것을 선택해야 한다.

넷째, 복부를 따뜻하게 해서 기존에 있던 장 속의 찌꺼기를 제거해야 한다.

과로, 스트레스, 밥을 빨리 먹거나, 차가운 것을 먹거나, 늦은 저녁식사 등을 통해서 장이 이미 나빠져 버린 분들은 꼭 실천해서 기존에 있었던 노폐물을 제거해야 한다.

좋지 못한 생활습관으로 인해 몸속 아랫배 장에 노폐물이 많다면 이 것을 제거해야 혈액이 맑아지고 또 추가로 혈액이 탁해지지 않는다.

과로나 스트레스는 아랫배를 대단히 차갑게 만든다. 그런데 요즘 세상에 스트레스 안 받기는 불가능하다. 그러므로 이런 스트레스로 인해 나빠진 몸을 회복시키기 위해서는 평소 복부를 따뜻하게 하려고 노력해야 한다.

반신욕도 좋지만 평소 물을 잘 마시지 않던 분들은 오히려 몸의 기운이 떨어지게 된다. 그래서 찜질팩으로 복부를 지속적으로 따뜻하게 해줘야 한다. 보통 허리를 자주 찜질하는데 정말 중요한 것은 앞쪽 복부를 따뜻하게 해주는 것이다. 요즘은 타이머 기능이 되는 찜질팩도 있어서 주무실 때 복부에 올려놓고 시간을 맞춰 놓으면 30분~1시간 지나면 자동으로 꺼지게 된다.

당뇨 환자들은 감각이 둔하기 때문에 지속적으로 찜질을 하게 되면 화상을 입기도 한다. 꼭 타이머 기능을 이용하여 낮에도 1~2회, 저녁에 잠자기 전에 1회 정도 찜질을 해서 장 속의 노폐물을 제거하여 혈액을 맑게 만들어야 한다.

이상 4가지 생활습관은 누구나 아는 것이지만 제대로 실천하는 사람은 많지 않다. 이 4가지는 건강한 사람이라도 꼭 지켜야할 생활습관이다. 추가적으로 몇 가지 더 지켜야 할 것이 있지만 너무 여러 가지를 언급하면 하나도 지키지 않는 분이 많다. 일단 이 4가지를 당뇨를 치료하는 동안 지속적으로 실천해 나가야 하며 당뇨가 치료된 후 건강한 상태라고 하더라도 이것은 계속 지켜나갔으면 한다.

결론적으로 4가지 생활습관은 억지로 하지 말고 몸에 익숙해지도록 습관화해야 한다. 습관이 되면 하지 말라고 해도 저절로 하게 된다. 환자 여러분들의 쾌유를 바라마지 않는다.

# diabetes...17

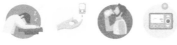

# 천연 자생 식물이 당뇨에 좋은 이유

당뇨 환자들에게 가장 좋은 음식은 바로 천연에서 자생하는 식물이다. 이 천연의 물질들을 추출하고 혼합한 제품들이 당뇨환자용 식품이다.

당뇨 환자들에게서 요구되는 각종 식사기준이 거의 완벽하게 구성되어 있으며, 먹기에도 간편하다. 특히 이가 부실하므로 더 적합하다. 따라서 포도당이 혈류로 방출되는 것을 조절하고 인슐린에 대한 요구를 줄여준다.

천연혼합물은 비타민과 미네랄이 풍부한 높은 영양밀도의 식품이다. 또한 인슐린의 작용을 돕는 Zn, Ca, Mg, Vit B6를 비롯한 각종 비타민, 미네랄이 풍부하다. 또한 필수영양소를 충족시킬 수 있는 다양한 식품으로, 30여 가지 이상의 식물성 식품을 한 번에 먹게 되므로 각 식품이 함유하고 있는 다양한 영양소를 섭취할 수 있고 영양결핍 및 불균형을 예방할 수 있다.

　동시에 비만을 방지할 수 있는 저칼로리 식품이며 인체 내에서도 과식으로 인한 비만을 해결, 정상체중을 유지하게 한다. 이 혼합물은 체내에서 유해한 물질을 생성시키지 않는 식품이며, 무농약, 유기농의 깨끗한 원료만을 엄선하여 만들어진다. 깨끗하고 신선한 식품은 건강한 세포를 재생시켜 준다. 혈액을 깨끗하게 하며, 인체 내에 불필요한 노폐물을 배설시키는 작용이 있어 당뇨 환자들의 각종 혈관 합병증을 예방할 수 있다.

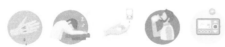

# diabetes...18

# 당뇨에 좋은 음식

친환경(유기농, 무농약, 저농약)의 농산물과 씨눈이 살아있는 통곡식류(현미, 보리, 수수, 콩 등) 및 엽록소가 많은 식품(녹색야채류 및 케일 등)이 좋다. 그리고 자연의 미량영양성분(효소, 비타민, 미네랄 등)이 파괴되지 않은 식품(생야채, 생과일, 해조류, 버섯류) 등이 당뇨에 좋다.

특히 과일보다는 채소류가 건강에 좋다. 과일은 과당이라는 자체 당분이 있어서 많이 먹게 되면 혈당을 올리는 등 해가 될 수 있다. 반면에 채소는 당분이 없어 맛은 없지만 섬유질이 많고 파리토케미컬이라는 식물성 색소성분이 다량 함유되어 있어서 노화를 억제하는 효과를 발휘한다. 따라서 채식 중심으로 식단을 바꿔야 한다.

사회생활을 하면서 부득이하게 육류를 섭취해야 할 경우에는 지방과 당질 충돌이 일어나지 않도록 당분 섭취를 자제해야 한다. 또 당질을 섭취할 때는 동물성 식품이나 식물성 기름도 제한하는 것이 좋다.

당뇨뿐만 아니라 고혈압, 심장병 등이 있다면 완전 채식을 하는 것이 기본이다. 당뇨 환자들은 자주 피로를 느끼고 활동력이 떨어질 수밖에 없으므로, 생식을 통해 곡식의 생명력까지 섭취하게 되면 인체의 기운도 높아질 것이다.

# 먹어야 할 것과 먹지 말아야 할 것

당뇨 환자들이 먹지 말아야 할 대표적인 식품은 정백식품(흰쌀, 흰 밀가루, 흰 설탕 등), 그리고 기름기가 많거나 튀긴 음식(삼겹살, 치킨 등) 및 설탕이 많이 든 간식(아이스크림, 빵, 과자 등)과 기타 초콜릿, 커피, 청량음료, 알코올 등이다. 오메가-3, 포도씨유, 올리브유 같은 좋은 지방은 건강에 매우 유익하다.

치킨과 튀김류, 트랜스 지방 같은 나쁜 지방은 비만과 대사질환을 증가시키고, 빠른 체중 증가와 복부 비만이라는 재난을 초래한다. 지방도 문제지만 단것을 지나치게 섭취하면 혈당치의 상승으로 이어지기 때문에 절제하는 쪽이 좋다는 것은 확실하다. 하지만 식사에서 섭취하는 지방의 양을 재평가하는 것이 먼저이다.

지방의 섭취량과 당뇨병 환자의 수는 한결 같이 증가하고 있다. 식사 중에 지방이 차지하는 비율이 높게 되면 당뇨병이 증가할 수밖에 없다. 생야채나 녹즙은 혈액을 정화하고 혈관을 튼튼하게 해준다.

동물성 육류의 단백질이나 지방질의 과잉으로 인한 독성을 가장 잘 제거할 수 있는 것이 식물성이다. 육류의 지방들이 체내에서 해로운 작용을 하지만, 식물성 성분이 그 해독작용을 한다. 그래서 식물성 단백질과 식이섬유를 많이 섭취하면 좋은 것이다.

그렇다면 푸른 채소는 낮은 칼로리로, 어느 정도 먹어도 혈당치에 아무런 영향이 없다고 말할 수 있을까? 푸른 야채류는 흔히 과잉 섭취해도 그다지 걱정하지 않아도 좋다고 한다.

또 해조, 콩가루, 곤약도 거의 칼로리가 없으므로 양은 걱정하지 않아도 좋다. 다만 호박, 연근, 감자, 밤 등은 꽤 칼로리가 있으므로 주의해야 한다. 물론 설탕과 드레싱 등의 양념에도 칼로리가 있다. 아무리 건강에 좋은 맛있는 음식이라도, 달고 짜고 기름진 음식은 피해야 하며, 음식에 숨어 있는 성분을 꼭 따져봐야 한다.

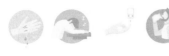

diabetes...20

# 건강식품

당뇨에 좋다고 하는 많은 종류의 식품들이 개발되어 시판되고 있으나 정확히 말하자면 당뇨를 치료하는 제품은 아니다. 다만 혈당을 다소 떨어뜨리는 역할은 있을 것이다.

좀 더 자세히 설명하자면 제1세대 당뇨병 제품은 단순히 혈당만 조절해주는 역할을 하는 것으로 누에, 뽕잎, 차가버섯, 상황버섯 등 각종 버섯류, 돼지감자, 옥수수전분을 가수분해한 비소화성 난소화성 말톨텍스트린, 고과 등이다.

이와 같은 제품을 섭취한 후 당뇨가 치료되기를 기대한다면 무리이다. 제2세대 당뇨병 제품은 여러 가지 당뇨 원인 중 당뇨병이 초기를 지나 중기 또는 후기에 진입하면 췌장에서 인슐린을 분비하는 랑게르한스섬의 베타세포가 막혀 인슐린 분비에 장애를 받아 당뇨병이 되는 것이다. 여기서 막힌 베타세포의 인슐린 분비를 통하게 만들면 당뇨병은 치료된다. 그러나 막힌 구멍을 통해도 어느 시기에 다시 막히므로 이를 막히게 하는 원인 물질을 근본적으로 퇴치하는 것이 중요하다.

제3세대 당뇨병 제품은 당뇨의 근본원인으로 5장 6부의 기능을 정상화함은 물론이고, 제2세대 원인으로 막힌 베타세포 구멍을 뚫어서 통하게 하면서 다시 이 구멍이 막히지 않도록 하는 것이 마지막 단계라고 하겠다. 이렇게 되면 당뇨병은 근본적으로 퇴치되는 것이다.

연구결과 막히게 하는 원인 물질은 균의 일종으로 양성균이 아닌 음성균에 해당되며 이 균은 폐렴균 수준에 해당된다. 이 균을 가칭 당뇨균이라 칭하겠다.

이 균은 5장 6부 및 혈액, 뼈 속까지 서식하면서 우리의 몸 전체에 염증을 유발하고 각종 기능을 저하시켜 당뇨를 유발하는데, 특히 췌장에서는 염증을 유발하고 인슐린의 분비기능을 저해한다. 이 균을 괴사시키면 당뇨병은 퇴치된다.

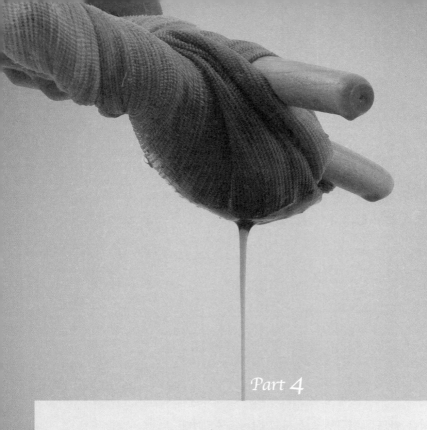

# Part 4

# NTB-A

## 추 출 물 을   개 발 하 기 까 지

**당뇨병은 결국 단시간에 승부를 거는 단거리 경주가 아니라 시간을 두고 차분히 병을** 다스려 완치시켜야 하는 장거리 경주다. 상황에 따라 병원에서 치료도 받아야 할 필요 도 있지만 더욱 중요한 것은 당뇨를 이겨낼 수 있는 튼튼한 오장육부를 만드는 것임을 다시 한번 강조하고 싶다. 그래서 이 오장육부를 위한 "NTB-A 추출물'이 나온 것이다.

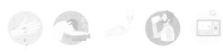

diabetes...01

# D제약 선임연구원으로 10년간
# 약만 연구하다

대학에서 화학을 전공한 나는 졸업 후 제약회사에 입사, 치료제를 개발해 약을 만드는 연구원으로 사회생활을 시작했다.

상식적으로 알다시피 우리는 아프면 병원에 가서 의사의 진료를 받는다. 일반적으로 감기나 두통, 소화기관 이상, 외상 등에 대해 약을 처방받고 상처가 있으면 기본적인 치료를 받기도 한다.

이 때 처방받는 약은 대부분이 염증의 확산을 막는 항생제가 가장 많고 40대가 넘은 분들은 당뇨를 억제하는 약, 혈압, 전립선, 관절염, 갑상선 관련 약을 많이 처방받게 된다. 어린이들은 아토피 치료약이 비교적 많다.

그런데 필자가 일한 제약회사에서 연구하고 개발해 시판해온 약은 물론 치료에 도움을 주는 것도 있지만 보통 환자에게 생긴 질병을 멈추는 것에 그치고 있었다. 오히려 항생제나 진통제 등은 위를 상하게 하기에 처방 시 의사가 위보호제를 함께 복용하도록 하는 것이 일반적이다.

이렇게 양약은 증세가 생기면 늘 약을 먹어야 하는데 근본치료가 되지 않았다. 오히려 약을 장기복용하다 보면 효능에 대한 면역기능이 생겨 약의 양을 늘려야 하는 경우가 대부분이었다.

난 큰 제약회사에서 이른바 사회적으로 대 히트를 치는 약도 개발하고 나름대로 자리를 잡아 근무했지만 마음속에서는 늘 무엇인가 안타까움 같은 것이 내재되어 있었다.

"왜 양약은 인체에서 근본적인 치료를 하는 기능을 하지 못할까. 한 번 약을 먹으면 늘 약을 달고 살아야 하는 환자들이 많을 걸까. 이들이 늘 약을 먹어야 하는 불편함에서 벗어나도록 고질병에서 병을 낫게 해 주는 방법이 없을까?"

이런 생각을 마음속에 하던 중에 함께 제약사에서 치료제를 연구하던 연구소 소장이 중국 한방병원을 연구차 다니고 있다는 것을 알게 되었다.

약사인 이분은 중국이 수천년 역사로 이어져 온 한방 중의학(中醫學)이 참으로 놀랍다고 했다. 자신은 서약의학을 전공한 약사지만 치료약개발에 중국의 수천년 질병 처방법을 배우는 것이 아주 큰 도움이 되고 있다고 했다.

"중국 한방의 치료법은 맥만 짚어도 인체 오장육부의 상태를 훤히 알아맞히는 것이 정말 신기해요. 서양의학은 여러 가지 검사를 해도 오진이 자주 나는데 중국 한방 의사들은 진맥을 얼마나 정확하게 하는지 제가 늘 놀라요."

그러면서 그 선배는 중국의 한방은 기본 치료법이 아픈 부위를 완화시키는 것에 집중하지 않고 기본적으로 오장육부를 보(保)해서 신진대사를 활발하게 해 자체적으로 질병이 낫도록 하는 것에 초점이 맞춰진다고 했다. 그래서 아픈 부위만 집중적으로 치료하는 서양치료법과는 근본적으로 다르다고 했다.

선배 약사의 말에 나도 관심이 솟아났다. 나 역시 제약사 연구원으로 약 개발에 어떤 한계 같은 것을 느끼고 있었던 터라 대뜸 중국 가실 때 나도 좀 데려가 달라고 요청했다.

나도 중국 한방을 좀 알고 제약연구에 도움을 받아보자는 생각을 한 것이다. 서양의학과 한방의 장점을 잘 결합하면 연구에 도움도 되고 더 좋은 약이 나올 것이라 여긴 것이다.

이 무렵 회사생활을 정리하고 생명공학 전공 관련 학과에서 교수생활을 시작하면서 본격적으로 건강에 도움이 되는 건강식품 개발에 전념하고 있던 터라 더 자세한 의학정보가 필요한 시점이기도 했다.

이렇게 중국한방의학에 대한 호기심도 있었지만 치료약을 연구하고 개발하는 입장에서 중국의 오랜 한의학이 도움이 될 수 있다는 생각을 하게 된 것이다.

그 선배도 혼자 늘 다녔는데 후배가 따라온다니 말동무 겸 동행을 쾌히 허락해 주었다. 선배를 따라가 목격한 중국 한방의학은 한국에서 생각해 온 한의원 개념을 완전히 뛰어넘는 것이었다.

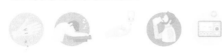

diabetes...02

# 중국 대형 한방병원에서 만난 명의(名醫)

우선 중국 한방병원의 큰 규모에 놀랐다. 처음 방문한 당시가 2002년이었고 내가 찾아간 도시가 중국내 아주 대도시도 아닌 심양(瀋陽)이었음에도 병상수도 많았고 많은 의료진이 일하고 있었다. 중국사람들이 자신들의 전통 치료법에 큰 의미를 두고 병원을 많이 찾는다는 반증이기도 했다.

우리는 평일은 국내에서 연구를 해야 하니 주로 주말을 이용해 2박3일 정도 중국으로 향했다. 우리가 도착하면 현지 한의사 명의(名醫)와 모임을 갖고 각 종 질병에 대한 연구를 서로 논의하는 것으로 진행됐다.

중국은 워낙 땅덩어리가 크고 인구도 많은 대국이다. 그리고 오랜 역사를 자랑하는 만큼 의술도 크게 발달되어 왔다. 이중에서 각 지역별로 의술이 뛰어난 명의들이 있는데 이들은 중국 정부가 인정하고 그 지위를 보장해 주었다.

　보통 이 명의들은 당대에 한의가 된 것이 아니라 보통 3-4대에 걸쳐 의사 집안인 경우가 대부분이다. 부친의 가업을 이어받은 셈인데 예민하고 섬세히 이뤄줘야 하는 진맥은 유전적으로 타고 나는 부분도 있다고 여겨져 가능한 것이라 생각된다.

　나는 중국에서 명의들과 대화하며 서양의학과 한방의 치료에 대한 차이가 엄청나게 크다는 사실을 확인했다.

　우선 한방은 질병이 왜 생기게 되었느냐며 그 근본을 찾아가기 시작해 원인을 분석하고 몸이 그 질병을 이겨내도록 자연치유력을 키우는 치료를 하는 것에 중점을 두었다.

# diabetes...03

# 한방과 서양의학의 차이

서양의학은 병의 원인이나 과정은 생략하고 지금 바로 병의 상태에 초점을 맞춰 그것을 완화시키거나 치료하는데 집중한다. 쉽게 이야기 하면 한방은 상처가 서서히 낫도록 자연치유력을 강화시키는 반면 서양의학은 바로 상처 부위만 도려내는 식이었다.

"이렇게 서양의학은 약을 먹고 치료를 받으면 금방 나으니 사람들이 선호하고 병원을 가는 것입니다. 물론 병에 따라 다르기도 하지만 결국 서양의학은 일시 처방이예요. 그러니 그 질병에 대한 재발 가능성이 늘 있습니다. 금방 치료가 된 것 같아도 또 증세가 도져 병원을 다시 찾게 되는 경우가 더 많습니다."

나 역시 이 말에 공감을 했지만 중국 명의들의 실력을 눈으로 확인하지는 못했기에 100% 신뢰는 안 된 상태였다. 그런데 나에게 이것을 확인할 수 있는 일이 있었다.

중국 방문 시 중국 명의에 진맥을 받아 처방을 받고 싶다는 분이 있어 여행에 동행을 하게 되었다. 그런데 중국 명의가 맥을 잡아 보더니 바로 이렇게 말을 하는 것이었다.

"이 분은 아마 교통사고 같은데 큰 사고로 인해 간과 위장이 일부 파열되었던 적이 있었습니다. 배에 수술자국도 있을 것 같습니다."

우리는 깜짝 놀랐다. 함께 간 이 분이 이런 이야기를 우리에게 전혀 한 적이 없었기 때문이다. 사실이 틀릴 수도 있는데 이런 말을 자신 있게 하는 것이 신기해 그 분의 얼굴을 바라보니 그 분 역시 신기해 하는 표정이 역력했다.

"맞습니다. 제가 크게 교통사고가 나서 간과 위가 파열됐었고 수술자국도 크게 있습니다. 어떻게 손목 진맥만으로 이런 것까지 맞추나요. 정말 대단합니다."

그 분은 3개월 정도 먹을 약을 처방받아 기쁘게 한국으로 돌아왔는데 이번에는 내가 직접 명의의 놀라운 의술을 체험하는 일이 생겨났다.

# 뇌에 들어간 기생충까지
# 진맥으로 알아내

당시 나는 한 대학의 생명공학과 교수로 학생들을 지도하고 있었다. 강의를 하면서 내가 중국도 오가며 중국 명의들을 만나 한방도 연구하고 있다는 사실을 알게 된 학생 중 하나가 내 연구실을 찾아왔다.

"교수님. 저희 어머님이 중국에 가서 그 유명하다는 명의에게 진맥을 한번 받게 해주시면 안 될까요. 저희 어머니는 그동안 한국의 유명하다 는 병원과 한의원은 거의 다 순례를 했는데 정확한 병명과 원인을 알아내 는 곳이 한 곳도 없었습니다."

학생의 어머니는 평상시에는 괜찮다가 긴장을 하게 되는 상황이나 조 바심을 느끼면 온몸을 떨며 발작을 한다 것이었다. 간질도 아닌데 비슷한 증세가 나타나는데 국내의 어떤 병원도 어머니를 못 고치니 중국명의에 진료를 한번 받아보게 하고 싶다는 것이었다.

그 학생의 간곡한 요청에 승낙을 했다. 그래서 학생의 어머니가 중국 한방병원에 와서 진맥을 받았다. 일반적으로 일어난 증세를 말하고 진맥을 잡은 명의는 바로 병의 원인을 집어냈다.

"이 분이 이런 발작 증세를 보이는 것은 뇌에 이상이 있기 때문입니다. 그런데 뇌에 이상이 생긴 것은 뇌에 기생충이 들어가 있기 때문으로 추정됩니다. 중국말로 양젠붕이란 병인데 이 병은 뇌에 기생충이 감염되어 주로 양고기에 서식하는데 양고기를 날로 먹으면 감염이 됩니다. 이 분이 양고기를 날로 먹은 적이 있는지 모르겠습니다."

학생 어머니에게 이 사실을 말하니 소스라치게 놀랐다. 명의의 말이 사실이었기 때문이다. 남편은 친구들과 부부동반 계모임을 하는데 모두 양고기를 좋아해 자주 먹었다고 한다. 그러던 중에 양을 잡아 육회로 먹기도 한 적이 있었다고 고백한 것이다.

이분은 명의가 처방해 준 한약을 3개월간 먹고 씻은 듯이 나았다. 그리고 너무나 고맙다고 자주 안부 전화를 걸어오기도 했다.

진맥만으로도 얼마나 많은 것을 알아내는지 몰랐다. 한 번은 이런 적도 있다. 엄마가 아파 보호자 격으로 중국까지 동행한 부모의 딸이 엄마가 진맥을 받고 나서 본인도 맥을 한번 잡아달라고 요청해 진맥을 잡았는데 큰 병은 없고 간단히 몇 가지만 주의하라는 것에서 진료를 마쳤다.

그런데 명의는 내게 그 여성이 건강이 좋지 않아 유산을 2번 정도 했었다고 이야기 하는 것이었다.

어떻게 유산 회수까지 진맥에 나타나는지 신기했고 수천년 역사의 중의학이 그냥 생긴 것이 아니라는 생각이 들었다.

# diabetes...05

# 처방약도 성격에 따라 흡수가 잘된다

또 한번은 이런 일도 있었다. 간암에 걸린 중년 남성을 차례로 중국에 데려가 진맥을 받고 약을 처방받은 적이 있었다. 그런데 간암 증세도 두 사람이 2기를 넘어서는 정도로 비슷했다.

그런데 진맥을 받고 처방을 받는 과정에서 이 병을 대하는 두 사람의 자세가 확연히 달랐다. 한 분은 자신이 간암에 걸린 것을 초연히 받아들이고 잘 치료해 보겠다는 자세가 되어 있었는데 다른 분은 내가 얼마나 열심히 살아왔고 이제 살 만한데 이런 큰 병에 걸렸느냐며 화가 잔뜩 나 있었다. 그리고 수시로 자신의 화를 터뜨렸다.

그런데 두 사람을 진료한 명의가 내게 이렇게 말을 하는 것이었다.

"병은 마음을 어떻게 다스리느냐에 따라 증세가 빨리 호전되기도 하고 병의 속도가 더 진전되기도 합니다. 그리고 약을 써도 마음이 편안하면 흡수도 잘 되고 약발도 잘 받는 반면 스트레스가 심하면 약효도 떨어지지요. 그러므로 제가 진료한 두 분이 병세는 비슷하지만 치료되는 과정은 틀릴 것입니다."

중국 명의의 말은 정확했다. 정말 자신의 상황을 잘 이해하고 받아들였던 A씨는 치료가 잘 되어 건강하게 된 반면 같은 약을 먹고 치료를 받았음에도 성격이 불 같았던 B씨는 3년인가 지난 후에 돌아가셨다는 이야기를 전해 들었다. 이렇듯 마음을 잘 다스리는 것도 질병을 치료하는데 큰 도움이 된다는 것을 깨닫게 되었다.

난 이런 여러 가지 상황을 보면서 중국 명의와의 공동연구에 더욱 박차를 가하게 되었다. 아울러 보다 심도 깊은 연구를 시작하며 본격적으로 건강식품을 개발하는 회사를 설립했다. 국민건강에 도움을 줄 수 있는 연구를 통해 좋은 건강식품을 만들어내고 싶었다.

난 1차적으로 한국인에 가장 많이 생겨나고 있는 당뇨병 연구에 집중했다. 내 연구실은 경기도 파주였지만 내가 당뇨를 주로 연구한 곳은 중국이었다.

앞에서도 밝혔지만 수천년 이어져 온 중국 명의(名醫)들과 공동으로 당뇨치료 연구를 오랜 기간 함께했다. 사실 함께 했다기 보다는 내가 주로 배운 것이지만 명의들은 내가 멀리 한국에서 비행기를 타고 와 하나라도 더 배워가겠다는 열정을 나름대로 높이 사주었다. 그래서인지 아낌없이 자신들이 알고 있는 내용을 나누어 주었다.

나의 중국방문은 주로 금요일 오후 비행기를 타고 날아가는 것으로 시작되었다. 월요일부터 금요일 오전까지 나도 국내에서 여러 가지 업무를 보아야 했기 때문이다.

그리고 그날 저녁부터 의사들과 식사하며 연구를 시작했고 그리고 일요일 오전 비행기로 한국에 돌아올 때까지 거의 병원에 머무르며 그들과 연구에 계속 시간을 보냈다.

# diabetes...06

# 먹방과 국민병이 된 당뇨병

한국은 경제가 급속도로 성장하면서 다양한 먹거리가 소개되었고 최근에는 방송에서 이른바 '먹방'(먹는 방송) 프로그램이 대중들의 인기를 얻고 있어 먹는 문화가 매우 발달되어 있는 편이다.

이처럼 현대인을 유혹하는 다양한 고칼로리 먹거리들은 먹을 때는 맛있지만 결국 각종 성인병을 유발하는 주범이 된다. 특히 너무 잘 먹어 생긴다는 당뇨병 환자가 현재 환자에 잠재적 환자까지 800만명이란 말이 나올 정도로 국민병이 되고 있는 추세다.

나는 이 당뇨에 대한 경각심을 갖고 대비해야 한다고 여겼고 이 당뇨병을 치료할 수 있는 것에 관심을 갖고 1차 연구에 집중했다. 각 종 수많은 질병에 대한 처방이 70여 가지나 되었지만 이것을 다 연구할 수는 없고 가장 대중적인 질병인 당뇨에 일단 올인을 하기로 한 것이다.

그런데 내가 만난 중국 중의원 명의들은 이 당뇨에 대해 특별히 비방(秘方)과 특효성분(特效成分)을 다양하게 알고 있었다.

다른 질병도 비슷했는데 몸의 기능을 원활하게 만들어 주어 질병이 스스로 물러나게 하는 근본치료(根治)가 그들이 항상 주장하는 치료의 핵심이었다.

중국 명의는 이렇게 말했다.

"저희는 대대로 이어져온 의사 집안 부모님으로 전수받은 치료방법을 사용합니다. 당뇨병은 현대인들이 많이 앓고 있지만 역사적으로도 오래된 질병입니다. 그런데 이 당뇨는 만성병으로 단기간에 금방 치료되는 것이 아닙니다. 이 당뇨가 치료될 수 있는 길은 결국 천연물질(약초)을 이용해 몸의 상태를 바로 잡아 주어야 한다고 봅니다. 당뇨증세는 췌장뿐 아니라 콩팥 간 심장 위장 혈관 등 말초신경에 이상이 있어도 나타나기 때문입니다."

췌장에 이상이 없는데 당 수치는 왜 높을까? 이는 5장 6부의 어느 부위가 비장상이기에 혈당과 혈압이 서서히 증가하기 때문이라는 것이 이분들의 설명이었다. 당뇨는 몸 전체를 다스려 주어야 증세가 완화되고 시간이 걸리지만 꾸준히 노력해야 치료될 수 있다는 설명이었다.

즉 자동차는 굴러가는데 자동차엔진에 어느 부위가 기능이 약하면 엔진에 출력이 약해 차자 힘이 없는 것과 같다.

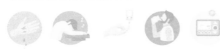

# diabetes...07

# 손상된 몸의 장기를 되살려 주어야

　최초 발병 후 수년이 지나야 자각증세가 나타나는 당뇨는 손상된 몸의 기관과 조직을 생장, 보완해 주는 것이 필요하다는 결론을 중국명의들과 공동연구하며 얻게 되었다.

　그래서 한국인의 체질에 맞으며 5장6부의 기능을 원활하게 해주는 제품을 만드는 것이 필요했다. 이를 위해 한국인의 체질을 감안하여 천연물을 이용하는 것에 연구의 초점이 맞춰졌고 연구는 밀도 있게 진행됐다.

　나는 한 의학연구 논문을 통해 한국인이 즐겨먹는 대표음식인 삼겹살과 소주가 당뇨를 촉진시킨다는 의학적 임상결과 기사를 본 적이 있다.

　특히 야간에 자주 먹는 치킨이나 소주, 맥주는 당연히 칼로리가 높은 지방이 분해가 잘 안되니 내장비만을 만들고 췌장에 부담을 주어 인슐린 분비를 잘 못하게 만들게 된다.

소주 등 강한 도수의 술은 위장과 간 그리고 폐, 췌장과 신장을 손상시켜 당뇨를 유발하는 주범이 된다는 사실을 인지해야 한다. 이처럼 5장6부의 기능이 약해지면서 여러 질병이 오기 시작하는데 당뇨가 그 대표적인 것이다.

나는 당뇨를 잡으려면 5장6부의 몸 전체가 정상으로 작동되어야 하고 어느 한 부분을 치료한다고 되는 것이 아니라는 사실을 다시금 확신하고 깨달았다.

보통 일반 치료에서 사용하는 혈당강하제나 인슐린은 당수치만 정상으로 유지시키는 응급조치일 뿐이다. 그러므로 당뇨에 좋은 천연적인 재료를 사용한 건강식품을 병행하면 의외로 당뇨를 쉽게 관리할 수 있게 된다는 사실을 알게 되었다.

# diabetes...08

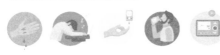

# 중국명의와 공동연구로 탄생한
# 'NTB-A 추출물'

 

 

나는 중국에서 당뇨를 예방하고 또 치료도 되며 5장6부를 보호하는 보조식품을 만들고 싶다고 말하고 여기에 대한 집중 연구와 논의가 이어졌다.

내가 당뇨연구를 위해 중국 당뇨 명의(名醫)들을 찾아간 횟수를 따지면 아마 150여 차례 되지 않을까 싶다. 처음엔 심양을 가다가 다시 단둥의 중국 한방병원을 찾았고 나중에는 중국의 수도인 북경에까지 가서 명의들과 연구하며 몸에 좋은 기능을 하는 여러 천연식물들을 소개 받았다. 이미 알려진 효능 있는 식물도 있었지만 한국에서는 크게 사용하지 않는 천연식물들도 있었다.

이렇게 공동으로 연구해 자연식품 수십 가지를 포함시킨 특별한 당뇨제품이 탄생했다. 바로 나노 기법을 이용해 오장육부를 보하는 분말

'NTB-A 추출물'이 탄생된 것이다.


'NTB-A 추출물'은 고온에 영양소가 파괴되는 것을 감안해 과립형 분말로 저온에서 추출했다. 과립형 분말은 먹기 쉽고 휴대가 간편하다.

나는 제약회사에서 오랜 기간 일했고 건강식품 제조에 관련해서도 나름대로 일가견이 있는 듯하다.

우리가 어느 식물의 무슨 성분이 어느 질병에 좋으니 먹으라고 하지만 막상 그 성분을 추출하면 상당부분 파괴되거나 또 다른 성분으로 사라져 버리고 실제 기능을 할 수 있는 성분은 100% 중 20% 미만이 되어 버린다. 이 것을 100% 유지하는 것이 기술인 것이다.


건강식품을 가장 만들기 쉬운 것은 액체화 해서 파는 것이다. 부피도 많아 그럴듯하고 성분을 물과 섞거나 함께 끓이기만 하면 되니 만드는 것도 쉽다. 그러나 난 이것은 아니라고 생각한다.

전혀 효과가 없다곤 할 수 없지만 진액이라면 몰라도 액체에 건강에 도움을 주는 성분이 있다고 해도 인체에 작용하는 것은 극히 미미할 수밖에 없다고 보기 때문이다.

내가 과립형으로 만드는 것에 주변에서는 왜 일을 힘들게 하느냐고 하기도 했다. 그러나 소비자에게 신뢰를 얻는 건강식품이 되려면 효과가 없으면 그 생명력이 길지 못한 것이 당연하다. 나는 제약회사에 있으며 또 독립해 건강식품을 만들면서도 이 사실을 너무 잘 알았다.

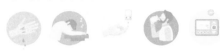

# diabetes...09

# 'NTB-A 추출물' 한 포면 액체 2리터

과립형은 몸에 기능을 하는 각종 천연산물을 넣고 추출한 후 그것을 건조시켜 과립으로 만드는 것이니 산더미 같은 천연물이 들어갔는데 맨 나중에 건조되어 나오는 양은 정말 이 양이 맞나 싶을 정도로 작고 미미하다. 그러나 이렇게 해야 진한 과립이 몸에 들어가 효능을 발휘한다고 나는 믿는다.

만약 내가 생산한 "NTB-A 추출물' 한포(3.7g)를 액체로 만든다면 아마 2리터는 만들 수 있지 않을까 싶다.

아울러 천연 약재도 최상품을 쓰기로 했다. 값싸다고 무작정 사들이는 것이 아니라 품질이 우수하고 제 역할을 할 수 있는 천연식물인지 꼼꼼히 살피고 또 살폈다.

사실 "NTB-A 추출물'은 몸의 5장6부를 보하는데 초점이 맞춰진 건강식품이기에 섭취해도 일반 제품처럼 금방 효능을 느끼지 못한다. 일정 기간이 지나야 몸이 변하고 있음을 느끼는 것이다.

　　그런데 내 입장에서 제품의 강도를 어느 나이 대에 맞춰야 하는지도 사실 고민 이였다. 막상 소비자 반응을 보니 젊은 나이는 얼마 지나지 않아 확실히 효과가 나타난다고 하는데 나이가 들수록 몸도 노쇠해 반응이 느린지 효능을 느끼는 속도도 느렸다.

　　그래서 나는 과감하게 70대 노인도 제품을 섭취하면 일정 시간이 지나 효과를 보도록 약의 강도를 70대에 맞게 조절했다. 그러니 40대나 50대가 먹으면 빠르게 몸이 다르다고 연락이 왔다.

# diabetes...10

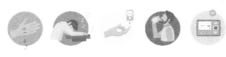

# 소비자 입소문을 타고 알려지기 시작해

"NTB-A 추출물'은 당뇨와 고혈당으로 고생하는 많은 환자에게 희소식이 되기 시작했다. 열심히 중국을 오가며 연구하며 투자한 열매가 맺힌 것이다.

결국 "NTB-A 추출물' 과립분말이 당뇨환자에게 필수인 균형 잡힌 영양공급이 이뤄지고 몸의 5장6부를 바르게 잡아 본격적으로 당뇨증세가 서서히 완화되기 시작하는 것이다. 여기에 운동과 식단관리까지 병행된다면 금상첨화가 아닐 수 없다.

"NTB-A 추출물'이 첫 선을 보인 것은 2003년이다. 이 때 보다 지금은 품질과 효능이 엄청나게 업그레이드가 되었지만 한 건강제품이 이렇게 오랫동안 소비자의 인정을 받고 장수하는 것은 결코 쉬운 일이 아니다. 그만큼 품질을 인정받은 것이 되기에 생명력이 길다고 생각된다.

많은 당뇨환자들과 증세를 보이는 분들이 당뇨는 평생 가지고 가야 할 질병이라며 두려워 한다. 그러나 당뇨는 누구나 방법만 잘 알면 충분히 예방되고 치료도 되어 정상인으로 건강하게 살아갈 수 있다. 결코 두려워 해야 할 질병이 아니다.

당뇨병은 결국 단시간에 승부를 거는 단거리 경주가 아니라 시간을 두고 차분히 병을 다스려 완치시켜야 하는 장거리 경주다. 상황에 따라 병원에서 치료도 받아야 할 필요도 있지만 더욱 중요한 것은 당뇨를 이겨 낼 수 있는 튼튼한 오장육부를 만드는 것임을 다시 한번 강조하고 싶다. 그래서 이 5장6부를 위한 "NTB-A 추출물'이 나온 것이다.

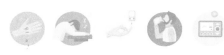

diabetes...11

# NTB-A 추출물 제조과정을 공개합니다

5부 추출물 섭취사례에서도 나오지만 환자들에게 제품 선택은 자신의 질병을 개선하고 나아가 낫기 위한 강한 욕망에서 출발한다.

'단지 당뇨에 좋다더라'란 말만 믿고 무조건 먹는 사람은 그리 많지 않다. 이러 저리 따져보고 인터넷 자료를 뒤져가며 건정식품의 평가, 효능을 일일이 확인하곤 한다. 제품을 구입해서도 성분을 체크하고 용량과 유통기한, 섭취방법까지 따지곤 한다.

이 세상에는 아주 꼼꼼하고 철저한 사람이 많다. 그러므로 특히 건강식품에 있어 대충 만들어 낸다는 것은 결코 있어서는 안 된다.

아울러 제품은 위생적이고 양심적으로 만들어야 한다. NTB-A 추출물이 오랜 기간 사랑받고 신뢰를 얻은 것은 이런 원칙을 철저히 지켰기 때문이라고 생각한다.

NTB-A 추출물이 나오는 과정을 크게 5단계 과정을 거친다고 볼 수 있다.

### 1. 세척

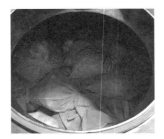

NTB-A추출물은 천연에서 자생하는 식물로서 갈근, 사삼, 백복령, 산약, 황기, 백출, 숙지황 등 수십여 가지가 넘는 원료로 구성되어 있다. 1차는 이들 원료들을 깨끗이 세척한다. 세척은 아주 중요하다. 재배과정에서 흙이나 중금속 등 불순물이 섞일 수 있고 벌레 등도 있을 수 있어 여러 차례 씻어내고 확인한 후 청결한 상태가 되도록 만든다.

### 2. 추출

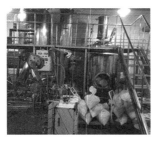

두 번째는 추출작업이다. 세척한 원료들을 2톤이나 되는 대형 추출 탱크에 넣고 증류수를 사용하여 8시간 이상 2회에 걸쳐 액기스로 추출한다. 이 작업도 고온에서 하면 쉽게 되지만 고온은 영양소를 파괴시킬 수 있어 알맞은 온도로 장시간 추출하는 것이다.

### 3. 농축

세 번째는 농축작업이다. 대형탱크에서 추출된 액은 다시 2톤의 농축

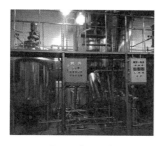

탱크조로 이송해 저온 진공으로 물을 제거하여 진한 엑기스로 변하게 만든다. 이 작업은 오랜 기술노하우를 필요로 하는 것으로 농축의 상태를 면밀히 관리해야 한다.

### 4. 건조 및 분쇄

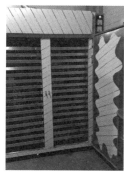
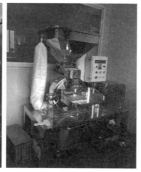

네 번째는 건조 및 분쇄과정이다. 농축한 액기스는 또 다시 건조기에서 고체상태가 될 때까지 건조한다. 이 역시 잘 말려 주어야 한다. 잘 말려진 액기스 고체는 이제 분쇄기에 들어간다. 이 분쇄기에서 잘 갈려진 미세분말은 추출물의 대부분을 차지하는 기본재료가 되는 것이다.

### 5. 과립으로 재탄생

이 미세분말에 첨가되는 것이 적지 않다. 당뇨환자에게 필수적인 비타민류(V-A, B1, B2, B6, C, D, E, Folic acid, Niacinamide와 무기물(아연, 칼슘, 철)을 첨가하는 것이다. 그래서 최종적으로 과립으로 제조된 것이 NTB-A추출물이다. 본 추출물에는 상기의 원료 외에 어떠한 첨가물도 가미하지 않았다.

적지 않은 건강식품제조업자들이 제품 양을 늘리기 위해 값싼 첨가물을 섞는다. 그런데 시간이 지나고 보면 그 업자들은 소리 없이 사라져 버리고 만다. 소비자들은 아주 현명하다. 예전처럼 얼렁뚱땅 만들었다가는 스스로 생명력을 단축하게 되는 것이다.

요즘도 나는 제품생산에 있어서 절대 남의 손을 빌리지 않는다. 하나부터 10까지 철저하게 위생적이고 효능이 극대화 되도록 최선을 다한다.

개발자는 자신의 제품에 대한 자부심과 긍지가 있어야 한다고 생각한다. 우리 제품을 섭취하고 당뇨가 개선되고 나을 수 있다는 생각을 하면 심혈을 기울여 제품개발과 생산에 최선을 다하지 않을 수 없다.

5부 추출물 섭취사례에서도 나오지만 환자들에게 제품 선택은 자신의 질병을 개선하고 나아가 낫기 위한 강한 욕망에서 출발한다.

'단지 당뇨에 좋다더라'란 말만 믿고 무조건 먹는 사람은 그리 많지 않다. 이러 저리 따져보고 인터넷 자료를 뒤져가며 건강식품의 평가, 효능을 하나하나 따져보곤 한다. 제품을 구입해서도 성분을 체크하고 용량과 유통기한, 섭취방법까지 확인한다.

이상과 같이 내가 화학을 전공하고 제약회사에 입사해 수많은 의약품을 만들다 독립, 오늘까지 지내온 과정을 기록해 보았다.

건강보조식품은 국민건강에 나름대로 이바지한다는 자부심과 끈기, 제품력이 뒷받침 되어 주지 못하면 금방 타다 꺼지는 찌푸라기 같다는 생각이 든다. 대기업이 천문학적인 광고비를 투자해 융단폭격을 가한다면 몰라도 제품이 입소문을 타고 소비자들에게 인정받기까지는 아무리 제품이 좋아도 최소 5년은 걸린다는 것이 나의 생각이다.

이런 점에서 내가 150여차례 이상 중국을 드나들며 중국의 의사들과 공동연구한 결과물인 NTB-A 추출물은 성공을 했다는 것에 긍지와 자부심, 보람을 느낀다.

보통 건강보조식품들의 생명력이 아주 짧은데 비해 NTB-A 추출물은 15년이나 장수하고 있기 때문이다.

요즘도 나는 틈만나면 공장 연구실에 앉아 현 제품의 효능을 향상시키기 위해 노력을 게을리 하지 않는다. 더 나은 추출물을 만들어 NTB-A가 앞으로도 계속 당뇨로 어려움을 겪는 분들에게 힘이 되어 주어야 한다고 믿기 때문이다.

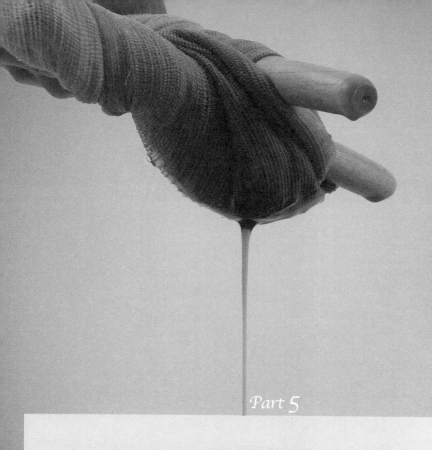

# 환자들에게 직접 듣는
# 당뇨치료 및 회복 사례

NTB-A 추출물은 개발자 이름을 직접 밝힌데다 많은 곳에 널리 알려진 만큼 많은 복용자들로부터 질병상담과 제품관련 문의를 다양하게 받고 있다. 이 과정에서 확인된 복용자들의 개선사례와 상담내용은 당뇨환자들에게는 큰 정보와 도움이 될 것으로 보여 소개한다.

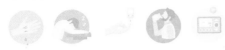

# diabetes...01

# 예방이 최선, 차선은 오장육부 정상화

오랜 기간 당뇨환자들에게 도움을 주는 당뇨 물질을 개발하고 또 이를 보급하면서 많은 환자들을 만나고 대화할 수 있었다.

당뇨는 예방이 최선이고 초기 당뇨는 쉽게 해결될 수 있다는 사실이다. 그리고 오장육부가 제자리를 잡고 튼튼하다면 당뇨가 오지 않고 증세가 왔더라도 쉽게 치료할 수 있다.

다시 강조하지만 초기 당뇨는 쉽게 치료될 수 있다. 무슨 병이든 사전에 예방하는 것이 최우선이지만 당뇨는 초기에 발견하여 치료하는 것이 가장 효과적이다. 시간이 오래되면 치료가 불가능해져서 당뇨는 불치병이라고들 한다. 주기적으로 건강검진을 받아 초기에 발견하여 치료하는 것이 가장 현명하다. 괜찮겠지 괜찮겠지 하고 미루다 병이 중해진 뒤 후회하는 사람이 많다. 이렇게 미련하게 행동한 대가는 그만큼 오랜 세월 동안 환자에게 고통을 안겨준다는 사실을 잊어서는 안된다.

그동안 많은 환자들과 대하며 얻은 질병이 개선된 사례를 자세히 설명해보려고 한다. 이 역시 이 책을 읽는 분이나 당뇨환자들에게 큰 정보와 도움이 될 것이라 믿기 때문이다.

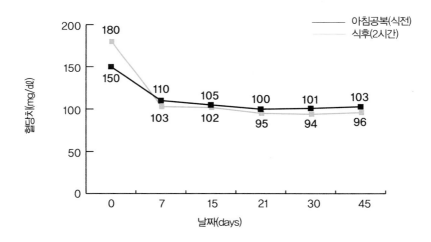

수원, 남(45세)교사, 혈당강화제 복용 안함(운동, 당뇨 1년)

|  | 공복 혈당 | 식후 혈당 |
|---|---|---|
| 혈당수치 | 150 mg/dℓ | 180 mg/dℓ |
| 섭취 1주 | 110 mg/dℓ | 103 mg/dℓ |
| 섭취 2주 | 105 mg/dℓ | 102 mg/dℓ |
| 섭취 3주 | 100 mg/dℓ | 95 mg/dℓ |
| 섭취 4주 | 101 mg/dℓl | 94 mg/dℓ |
| 섭취 5주 | 103 mg/dℓ | 96 mg/dℓ |

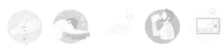

# 젊을수록 당뇨 치료가 빠르다

고교 교사로 당시 45세였던 이 환자는 NTB-A 추출물을 섭취했다. 환자였다. 아직도 교직에 계시리라 생각된다. 평소 공복혈당이 130~150 사이이고 음주나 흡연은 하지 않으며 혈당강하제 역시 복용치 않고 꾸준히 운동으로만 당뇨를 관리해 왔다고 한다.

그런데 놀랍게도 섭취 7일 만에 혈당이 정상으로 되어 현재는 섭취하지 않고 있다고 했다. 병원에서 확인결과 모든 수치가 정상이라고 한다. 이처럼 초기 당뇨는 쉽게 치료되고 완치된다는 사실을 이 분을 통해 알 수 있다.

또 젊을수록 당뇨 치료가 빠르다. 어찌 보면 나이가 젊을수록 신진대사가 왕성하기에 당연한 결과인지 모르겠다.

30세 여성 환자를 만난 적이 있다. 이미 15세 때부터 당뇨병으로 인슐린 주사를 맞고 있었다고 한다.

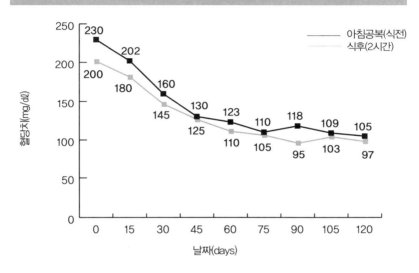

성남, 30세(여), 인슐린 주사 환자

| | 공복 혈당 | 식후 혈당 |
| --- | --- | --- |
| 혈당수치 | 230 mg/dℓ | 200 mg/dℓ |
| 섭취 1주 | 202 mg/dℓ | 180 mg/dℓ |
| 섭취 3주 | 160 mg/dℓ | 145 mg/dℓ |
| 섭취 5주 | 130 mg/dℓ | 125 mg/dℓ |
| 섭취 7주 | 123 mg/dℓl | 110 mg/dℓ |
| 섭취 10주 | 105 mg/dℓ | 97 mg/dℓ |

어려서부터 고생이 아주 심했을 섭취 후 비록 혈당 수치는 짧은 기간에 떨어졌지만 거의 2년 가까이 꾸준히 섭취하였고, 이 후는 섭취하지 않고 당 수치는 정상 유지 하였다고 한다. 그런데 2년 정도 섭취 후 90% 이상 혈당을 유지하고 있지만 그 동안 당뇨합병증으로 신장에 문제가 있어서 신장 치료에 전념하고 있다고 했다.

그녀를 보면서 당뇨는 젊을수록 빨리 치료된다는 사실을 확인하고 이를 환자들에게 꼭 명심시키고 싶었다. 그렇다고 모든 환자에게 이 사례가 다 적용된다고 예단을 해서는 안된다. 대체적으로 그렇다는 사실이다.

# diabetes...03

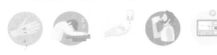

# 오장육부의 손상이 많으면
# 당 수치는 늦게 떨어진다

내가 만난 당뇨환자 중에 이런 분이 계셨다. 공복 및 식후 혈당이 6개월 이상 떨어지지 않고 130~135에서 정체하고 있었다. 이 분의 경우는 검사결과 췌장기능뿐만 아니라 간, 심장, 혈액, 신장 기능이 모두 좋지 않다는 것을 알았다.

이후 그래프에서는 이 내용을 표기하지 않았으나 9개월 이후부터 서서히 정상에 도달되었다. 따라서 나이가 많거나 내장 손상이 많은 경우 당 수치는 늦게 떨어지므로 최소 10개월 이상 철저히 관리해야 한다는 것을 알아야 한다.

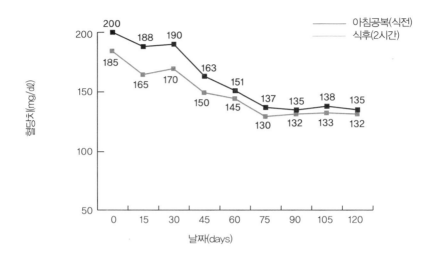

| | 공복 혈당 | 식후 혈당 |
|---|---|---|
| 혈당수치 | 200 mg/dℓ | 185 mg/dℓ |
| 섭취 1주 | 188 mg/dℓ | 165 mg/dℓ |
| 섭취 3주 | 190 mg/dℓ | 170 mg/dℓ |
| 섭취 5주 | 163 mg/dℓ | 150 mg/dℓ |
| 섭취 7주 | 137 mg/dℓl. | 130 mg/dℓ |
| 섭취 10주 | 135 mg/dℓ | 132 mg/dℓ |

경기도 화성에 사시며 TV 건강 프로그램에 출연한 적이 있는 N씨는 당뇨 합병증으로 다리를 절단하고 신장 투석 중인 환자였다. 인슐린 최고 단위 60단위를 1일 3회나 주사하는 사람이었다.

그런데 'NTB-A 추출물'을 약 1년 섭취한 후 인슐린을 중단하고 혈당강화제로 전환하였다. 현재는 혈당이 정상으로 유지되고 있다. 그분은 뒤늦게 NTB-A 추출물을 만난 것을 여간 아쉬워하지 않았다. 미리 알았으면 다리를 절단하는 일은 없었을 것이라고 말이다.

이제 당뇨를 잊고 살 정도로 생업에 종사하고 있다고 했다. 그 분은 주위의 당뇨환자들에게 당뇨관리 요령을 쾌히 자문하며 자신과 같은 환자가 나오지 않길 바란다고 했다.

이런 분도 계시다. 당뇨병 35년의 경력에 서울 자양동에 거주하는 모 회사 회장이신 P씨(당시 69세)는 당뇨 합병증으로 눈이 실명 단계에 이르렀다. 그동안 좋다는 식품은 다 먹어봤고 음식을 조절하며 운동을 꾸준히 해봤는데도 별다른 성과가 없었다고 했다.

그런데 NTB-A추출물을 섭취하고부터 당 수치가 점차적으로 낮아지다가 정상으로 되었으며 지금은 음식조절에만 주의하고 있다. 그러나 당뇨병도 당수치가 정상에 도달해도 평소 관리를 게을리 하면 다시 재발하는 사례가 종종 있다는 것을 잘 알아야 한다. 그러므로 반드시 당뇨병 발병 원인 예방에 충실해야 한다.

대구에 사시는 J모 교수님은 추출물을 6개월 섭취하면서 꾸준히 운동을 병행해 혈당수치가 정상으로 돌아왔다. 확실한 효과를 보자 NTB-A 추출물 1년여 분을 구입해 미국 교환교수로 출국했다. 외국에 있는 동안 NTB-A추출물 통해 당뇨를 반드시 정복하고 돌아오시겠다며 큰 의욕을 보이셨다. 이번 외국길이 당뇨로부터 해방될 좋은 기회라고 했던 말씀이 기억난다.

# diabetes...04

# 불규칙적인 식사습관은 병을 키운다

경북 안동에서 정육점을 운영하는 S씨(여, 45세)는 가게일 때문에 식사 시간이 불규칙하고, 당 수치도 200~250범위에 있는 여성이었다. 섭취 45일 째까지 특이한 차도가 없었다.

오히려 혈당이 최초 섭취 15일쯤에는 300이상으로 상승하였다. 지속적인 섭취 여부를 고민하던 중에 2개월에 도달하자 혈당이 정상으로 떨어져 현재는 장기섭취를 하고 계시다.

NTB-A 추출물을 섭취한 후 몇몇 일부 사람들에게서 혈당이 일시적으로 서서히 상승하는 현상이 나타나는데 그 원인은 5장6부에 끼여 있는 여러 가지 노폐물(당성분, 지방질 찌꺼기 기타 등등)이 체외로 배설되는 과정이라고 말 할 수 있다.

즉 NTB-A추출물을 섭취 후 개인에 따라서 빠르게는 1달 이내 늦게는 6개월 이내 혈당 상승 반응이 나타나는데, 이 현상은 약효가 나타나는 시기로서 지금까지 정체돼 있던 5장 6부가 정상적으로 작동함으로 체내에 고여 있던 불필요한 독성분들이 배출되는 현상인 것이다.

이 때 체내의 과량의 축적된 당 성분도 배설되는데 배출과정에서 1차적으로 혈관에 잔존하게 되어, 이 때 혈당을 측정하면 과량의 당성분으로 높게 나타난다.

이 독성분들은 2차 소변 등으로 배설되어 이 후 혈당이 떨어지면서 우리의 신체는 가볍고 상쾌한 기분으로 오후 2시쯤에 평소 피곤함도 덜 느끼게 된다.

이 때 혈당이 상승하는 기간은 약 3주에서 1달간 지속될 수 있으며, 이 후 서서히 섭취하기 전 수준으로 떨어지기 시작해서 급기야는 정상수치로 도달하게 될 것이다.

그런데 이렇게 상승하는 혈당은 비록 상승하더라도 배설되는 의미 없는 혈당이므로 별 걱정 할 필요가 없다.

만약 그래도 혈당 상승이 마음에 걸리면 약 7일간 이내로 혈당 수치를 체크해 가면서 섭취를 중단하면 혈당이 떨어지는데 이는 5장 6부가 섭취 전 보다 작동이 약해서 독성분 배출이 안 되는 경우이므로 혈당은 내려간다. 이 후 혈당 수치를 체크하면서 계속 섭취하면 된다.

대구에서 개인택시를 운영하시는 P씨(여, 48세)는 3개월 섭취 후에도 반응이 없었으나 6개월 이후부터 정상혈당을 유지했다. 이 경우 당뇨 환자가 지방간이나 간경화 증세가 있어서 혈당이 쉽게 떨어지지 않았다.

혈당이 빨리 떨어지지 않더라도 당뇨는 치료되고 있었으며, 치료가 되어서 떨어지기 시작한 당뇨 수치는 급속도로 쉽게 떨어졌다. 또한 당뇨가 일부분 치료되었으므로 당분간은 상승하지 않았다.

Q 당뇨병에 정기검사가 필요한가요?

A 필요합니다. 무지로 인한 대가를 치루지 맙시다.

생활환경이 개선된 후 당뇨병 환자가 갈수록 많아지고 있습니다.

하지만 많은 사람들이 당뇨병은 초기에 명확한 증세가 없다는 것을 잘 모르기 때문에 정기검사를 받지 않아 병세가 위중해진 다음에야 발견하여 조기 치료기회를 놓치게 됩니다. 이러한 환자들은 치료시기를 놓쳤기 때문에 심하면 실명하게 되고, 심뇌혈관 외에 신장기능 쇠약을 유발하며, 또는 한쪽 발을 잃을 수도 있습니다. 이런 상황이면 개인과 국가가 대량의 치료비용을 부담해야 할 뿐만 아니라 환자의 심신에도 큰 고통을 주게 됩니다. 이것이 바로 무지로 인한 대가입니다. 적어도 혈당과 혈압은 주(週)단위로 자가 측정을 생활화할 수 있어야 합니다.

# diabetes...05

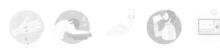

# 지금까지 불신해왔던 한방
# 정말 존경한다

내가 알고 있는 환자 한 분은 가축병원 수의사 K모 씨다. 그 분은 자신이 세상에 제일 건강하고 값진 삶을 살고 있다고 자부했던 분이었다.

그런데 당 뇨병을 얻게 되어 새로운 삶을 살아야 했다. 그분은 이렇게 말했다.

"많은 분들이 오래오래 살고 싶다고 말합니다. 그것도 건강하게 지내면서. 이는 모든 사람들의 소망일 것이라 여겨집니다. 제법 오래 전에 신문을 펼쳤을 때 내 눈에 들어온 것이 있었습니다. "당뇨인구 500만"이란 카피문구였습니다. 그런데 내가 그 속에 깊숙이 들어 가 있었다니 상상도 할 수 없었습니다."

그 분은 공복 혈당 190이상, 식후 혈당 250이상, 어떤 때는 460이

넘을 때도 있었다고 한다. 어떻게 할 것인가 고민을 하다가 병원 약만 가지곤 안 되니 인슐린 투여를 할까? 하다가 모든 방법을 동원해 보기로 했다고 한다.

약이 된다고 하는 것은 닥치는 대로 구하기 시작했고, 신문과 잡지를 다 동원했다. 병은 자랑해야 한다고 해서 자주 입을 열었지만, 병이 하나면 약은 천 가지 만 가지나 되었다고 했다. 어느 것을 먹어야 할지 몰랐고 신뢰도 안되니 너무 큰 절망감이 엄습했다고 한다.

그 때 우연히 국민일보 광고를 발견하게 되었고 그곳에 난 'NTB-A추출물' 기사를 보고 믿음이 가서 섭취를 시작했노라고 밝히셨다. 5개월째 NTB-A추출물을 먹었는데 놀랍도록 건강이 회복되고 컨디션도 매우 양호하다고 즐거워 하셨다. 지금은 공복혈당 154여서 이제 희망이 보인다고 기뻐 하셨다.

그 분은 "모든 당뇨 환자에게 이 추출물을 적극적 권하고 싶다. 지금까지 불신해왔던 한방 정말 존경한다. 이제 병 없이 새 힘을 받아 건강하게 일생을 마무리 했으면 한다. 지성이면 감천이다. NTB-A추출물이 있으니."라고 말하셨다.

서울 강남구 우면동에 사는 한 주부도 신문을 보고 NTB-A추출물을 알게 된 경우다. 그녀는 당뇨에 좋다는 광고가 하루에도 수십 가지가 나오니 믿을 수 없어 우선 1개월만 섭취 해보자고 결정을 했다.

먹기 전에는 간 수치가 높아 눈이 빡빡하고 마음이 항상 두근두근하고 초조했는데, 1개월 만에 눈이 부드러워졌고 마음도 편안해지는 것을 느꼈다고 한다. 그래서 너무 좋아 3개월을 더 구입해 지금 섭취하고 있고,

앞으로도 꾸준히 예방차원에서 몇 개월을 더 먹으려고 한다고 밝게 웃으셨다. 개발자로서는 이보다 더 기쁨과 보람이 넘치는 순간이 없다.

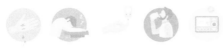

diabetes...06

# 떨어진 당 수치에 의사도 놀라다

서울 신월동에서 자영업을 하는 J모 씨(52세)가 당뇨판정을 받은 건 4년 전이었다. NTB-A추출물을 만날 때의 혈당수치가 280~300정도, 눈이 흐릿해진 건 말할 것도 없고 치아가 부실해서 윗부분 3개와 아랫부분 3개의 치아를 맞춰 놓고도 당 수치가 높아서 치아 수술을 못했다고 한다.

그분이 의사의 지시에 따라 망설이고 있을 때 우연히 NTB-A추출물을 알게 되어 한 달 가량 섭취하고 나서 병원에 들렀다고 한다. 그런데 소스라치게 놀라는 의사선생님의 표정에 그분도 이제 올 것이 왔나 하고 먹을 것을 포기하기로 마음먹었다고 한다.

그런데 오히려 당뇨에 관한 무슨 약을 먹었느냐는 질문에 대충 얼버무리는 형식으로 어떤 건강식품이라고 말했다고 했다. 보통 의사들은 좋고 나쁨을 떠나서 환자가 먹는 건강식품은 무조건 부정적으로 생각하고 있다는 걸 잘 아는 분이었다.

그런데 뜻밖에도 당 수치가 정상에 가까워졌다는 칭찬을 들었다고 한다. 이에 따라 치아 수술도 무사히 마친 그분은 나무토막이라도 깨물고 싶도록 기뻤다고 했다.

물론 체질에 따라 제품의 호전 반응이 이른 사람이 있는가 하면 6개월 이후부터 효과가 나타나는 사람도 있다. 그런데 그 분은 조금 빠른 쪽에 가까워 2개월째 NTB-A추출물을 먹고 있는데도 하루가 다르게 자고 일어나면 몸이 가뿐해지고 눈이 좀 밝아졌다고 했다. 그분은 NTB-A추출물을 만나게 된 것이 행운이었다고 연신 미소를 지었다.

포항에 사시는 J씨는 당뇨가 워낙 오래 되어 다리까지 피가 통하지 않아 발등이 가렵고 아파 통 잠을 잘 수가 없었다고 한다. 그런데 NTB-A추출물을 5개월째 먹고 나니 지금은 다리에 붓기도 빠지고 아픈 것도 없어졌고 피도 잘 통하는 것 같다고 하셨다. 무엇보다 저린 것도 없어져 지금은 혈당강하제도 끊었다고 전해왔다.

그 분은 제게 "처음에는 약간 반신반의했으나 지금은 정말로 고맙다는 말씀드리고자 합니다. 박사님 정말 고맙습니다."라고 말했다.

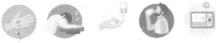

# 병원 약만 의존했다 증세는 더 심해져

한식주방장 P씨(65세)는 당뇨를 앓게 된지 35년이나 되었다. 30대 초반에 홀로 되어 아이들을 키우느라 자신의 몸 관리에 신경 쓸 겨를 없이 벌써 칠순이 되었다고 아쉬움을 나타냈다.

많은 나이에 지금까지 식당에서 주방장으로 일하고 있다고 했다. 애들도 다 키웠으니 식당일도 그만하고, 병이나 치료하면서 노후를 보내려고 마음먹고 정리를 시작했다고 한다.

그러다 우연한 기회에 NTB-A추출물이 당에도 좋고 5장6부를 정상으로 해 준다는 판매원의 말에 귀가 솔깃해졌다. 수십 번 망설임 끝에 3개월만 먹어보기로 하고 큰 마음으로 구입했다.

처음 한 달을 먹으니 혈당이 솟구쳐 올랐다. 급히 상담원과 상의해보니 호전반응이라고 계속 먹어보라는 것이었다. 그리고는 팔, 다리, 어깨 등 2~3일씩 쑤시고 결리는 증세가 온몸 구석구석을 찾아다니며 자신을 괴롭혔다고 한다.

그런데도 상담원은 무조건 계속 드셔보라는 것이었다. 그러다 보니 내가 나이도 있는데 죽게 되면 죽으라지 하는 심정으로 2개월을 더 먹고 나니 변비가 없어지고 아침이 가벼웠다고 한다.

주방에서 일하다보면 허리를 굽히는 게 수백 번인데 예전과 달리 가뿐한 몸에 혈당까지 정상수치에 가까워졌다고 한다. 그동안 병원 약만 먹고 당뇨를 치료하면서 다른 합병증까지 얻은 것이 원통할 만큼 속상하다고 하셨다. 훌륭한 당뇨제품에 감사드린다는 격려에 나 역시 흐뭇하기 이를 데 없었다.

서울 강남구 논현동에서 야채가게를 운영하는 P씨는 식전혈당 180, 식후 220으로 NTB-A추출물을 1개월 섭취했으나 별 반응이 없어 실망을 했다. 그러나 계속 먹어보자며 고민 끝에 운동을 병행했는데 식전 110, 식후 135정도로 정상으로 떨어져 기쁨의 환호성을 질렀다.

일반적으로 보면 당뇨증세 완화를 느낄 수 있는 기간은 최소한 3개월 이상이다. 이것은 사람의 혈액은 최소 90일이 지나야 깨끗하게 된다는 사실을 의학적으로 다시 한 번 입증한 결과이기도 하다.

# 당뇨는 결코 불치병이 아니다

서울 서초동에 사는 주부 Y씨(60세)는 당뇨가 온지 15년이나 되었다. 10년이면 강산도 변한다는데 당뇨는 없어지지 않아 그동안 맘고생이 많았다. 도대체 먹을 것을 맘대로 먹을 수 있나 걱정이 되어서 살 수가 있나.

우연히 당뇨에 좋다는 추출물 광고를 보고 며칠을 망설였는지 모른다고 한다. 그동안 너무도 많이 속아 쉽게 구입할 수는 없었다는 것이다. 그런데 계속 광고가 나오고 있어 이렇게 광고를 열심히 하는 것은 제품에 자신이 있어서가 아닌가 해서 반신반의하면서 구입했다고 한다.

처음에는 잘 모르겠더니 2개월째 먹다보니 내 몸이 아닌 것처럼 달라졌다고 했다. 5개월째 먹고 있는데 혈당을 재보니 정상에 가까웠고 지금은 병원 약은 아예 먹지 않는다고 한다.

불치병으로 알려진 당뇨인데 건강식품으로 좋아질까 하면서 의심했던 것이 미안해질 정도였다고 한다. 지금은 자신이 발벗고 나서서 이 제품을 소개해줘서 먹고 있는 사람만 서너 명이나 된다고 했다.

다들 좋은 제품을 소개해줘서 고맙다고 전화를 걸어와 내가 더 뿌듯한 기분이라고 했다. 내게는 정말 힘이 나는 고마운 분이 아닐 수 없다.

대구의 한 대학 공대에 근무하시는 김 모 교수(50세)는 5개월 섭취 후 정상혈당을 유지하면서, 지금까지 부부관계가 어려웠으나 이후 옛날로 회복되어 대단해 만족해 하는 경우였다.

대부분의 당뇨 환자들은 신장의 염증으로 인한 발기부전의 합병증세를 가지고 있다. 그래서 부부관계를 못하거나 어려운 경우가 많은데, NTB-A추출물은 신장의 염증을 해소해 이와 같은 문제점을 개선해주기 때문에 큰 도움이 되는 것이다.

한국에 오면 돈을 많이 번다는 소문은 이미 조선족 간에는 널리 알려져 있다. 중국 조선족 K씨(45세)도 한국으로 온지 벌써 3년이 지났는데 그동안 벌어 놓은 돈은 없고 당뇨병만 키워왔다고 하소연했다. 처음엔 무릎관절이 너무 아파서 걸음조차 걷기가 힘들 정도였다.

혹시 당뇨 때문일까라는 생각이 들어 병원을 찾았고 증세가 시작됐다는 말에 겁이 났다고 한다. 신문광고를 보다 당뇨가 있다는 진단을 받은 터라 NTB-A추출물을 구입해서 먹게 됐다고 한다.

처음 1개월을 먹어보니 조금씩 몸이 가벼운 느낌이 들었다. 병원 약은 먹지 않고 있던 터라 이것만 먹고 있는데도 관절의 아픔이 서서히 없어지기 시작했고, 너무도 기분이 좋아졌다고 한다.

3개월분을 더 구입하여 아직은 조금 남았지만 걸음걸이가 편해지니까 살 것 같다고 했다. 관절에도 좋은 제품을 만난 게 행운인 것 같다고 고마움을 표시했다.

# diabetes...09

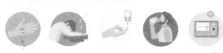

# 대부분 당뇨 환자는 너무 속아
# 의심부터 하게 된다

당뇨 환자라면 누구나 신문광고를 보게 되면 눈이 번쩍 뜨이는 게 당뇨관련 제품들이다. 그러면서도 이 광고를 잘 믿어 주기란 쉽지 않다.

교회 장로인 S씨도 그런 사람 중 한사람이었다. 그런데 우연히 뭐 좋은 기사가 없나하면서 신문을 뒤적이다가 이 추출물 제품안내를 발견하게 되었다.

그는 "누구나 다를 바 없겠지만 나도 의심을 하면서도 1개월분을 구입했다. 1주일 정도를 먹었는데 마치 장 청소 약을 먹는 것처럼 숙변이 시원스럽게 빠져 나오더니 더부룩한 뱃속이 한결 부드러워졌다"고 했다.

그는 이제 아무것이나 먹어도 소화가 잘 될 것 같은 기분이 들었다고 한다. 수시로 혈당 체크를 하고 있는데 서서히 혈당이 떨어지더니 정상수치에 도달해 환호성을 질렀다. 이번 기회가 하나님께서 주신 선물이라 여기고 당뇨를 쏙 빼내야겠다는 생각으로 열심히 먹고 있는데 개발한 내게 감사를 전하고 싶다고 하셨다.

목사 사모인 U씨(52세)는 설교하는 남편 보좌하랴 교회 성도와 함께 하는 시간이 많아 이것 저것 신경쓰랴 늘 바빴다고 한다. 그러다 보니 몸을 제대로 추스를 시간도 없었고 몸이 망가지는지 모르고 있다가 어떤 부위가 못 견딜 만큼 아파오면서 병원을 찾았다고 한다.

그런데 혈당이 높게 나타나 당뇨라는 진단을 받게 되었다고 한다. 설마? 내가? 남의 일이 아니라고 여겨 크게 놀란 사모님은 걱정이 태산이었다. 그런데 남편 목사님께서 광고를 보시고 NTB-A추출물을 주문하셨다는 말씀을 듣고 처음엔 시큰둥했다고 한다.

그동안 이것 저것 먹었지만 효과를 보지 못했고 별반 다르지 않을 것이라 판단한 것이다. 그런데 3개월 정도 먹다보니 자신도 느낄 만큼 호전 반응이 있으면서 활동에는 피곤함을 모르고 아침에 일어날 때도 가뿐한 느낌이 들었다고 한다.

병원에 가서 두근거리는 마음으로 당뇨 체크를 해보니 200 정도였던 게 150으로 정상에 가까워지고 있었다. 사모님은 기도도 열심히 했으니 하나님께서 추출물을 만나게 해 주셔서 좋은 효과를 본 것 같다고 말씀하셨다.

이제 머나먼 외국 땅으로 선교활동을 나가야 한다고 하셨던 사모님은 2개월 여분 더 준비해서 당뇨를 온전히 버리고, 고국으로 돌아와야겠다고 하셨다.

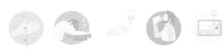

# diabetes...10

# 교장선생님의 놀라운 변화

　　현재 현직에서 퇴임한 인천의 K교장선생님(66세)은 수년 동안 당뇨로 고생하시다 재임시절 학교 운영위원이였던 학부모로부터 NTB-A추출물을 소개받았다고 한다.

　　이렇게 6개월 섭취 후 정상혈당을 유지하고 있다고 먼저 감사를 표하셨다. 평소 하루에 퇴근 후 소주 2병을 마셨다는 애주가인 교장선생님은 현재 병원 약을 중단하면서 NTB-A추출물으로만 관리하고 있으며 지금까지 시중에 수많은 제품을 섭취하였으나 이것처럼 민족하지 못하였다고 했다.

　　현재는 이 제품을 여러 지인들에게 소개한다고 하셨다. 특히 피곤도 없어지고 몸의 활력을 찾았다고 한다. 그래도 소주는 끊지 못하고 양을 줄여 한잔씩하고 있는데 술을 마시지 않는 날에는 혈당이 현저히 정상수치의 범위에 있으나 좀 과음하면 수치가 평소보다 약간 높게 나타난다고 했다.

독한 술은 췌장세포를 파괴하고 동시에 신장을 손상시켜 당뇨를 유발한다. 40~50대에 나타나는 당뇨는 거의 과음으로 인한 췌장과 신장, 간 손상으로 당 수치가 높아지는 현상이므로 5장6부의 손상은 당뇨를 유발한다는 사실을 꼭 기억해야 한다.


천안에 거주하는 L씨(68세)는 수년 동안 당뇨로 고생하시다 어느 날 직접 연구실에 찾아오셔서 NTB-A추출물을 구입한 뒤 2년간 꾸준히 섭취하였다.

섭취하면서 매일 식사 후 30분 동안 걷기운동을 하였으며 술과 담배를 끊고 기름진 음식을 금하는 노력을 병행했다.

식사도 시골밥상 위주로 관리하였는데 드디어 천안에 있는 대학병원에서 종합검진한 결과 당뇨가 사라졌고 정상인이 되었다고 하셨다. 지금은 NTB-A추출물도 섭취하지 않고 정상적인 생활을 하는 아주 좋은 사례이다.

# diabetes...11

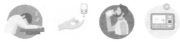

# 포기하지 않고 꾸준히 복용해서
# 얻은 결과들

일산에 거주하는 50대 중반의 J씨는 3년 전에 당뇨 판정을 받아 평소에 식전 혈당수치가 170정도였다. 한번 복용하면 평생 먹어야 하는 병원의 혈당강하제를 포기하고 매일 운동으로 혈당을 관리하겠다는 의지를 보였다.

혈당강하제 대신 NTB-A추출물 섭취 후 12개월 이후부터 정상 수치에 도달하게 되었다. 몇 년이 지난 현재에도 당 수치는 정상으로, 평소 가급적 혈당을 운동으로 관리하는 경우 완치율이 높다는 사례를 확인할 수 있었다.

이유는 혈당강하제 자체도 화학 성분이므로 장기복용하면 5장 6부의 기능을 저하시킬 수 있으므로 이것 자체도 혈당은 떨어지게 하지만 당뇨가 호전되지 않는 원인이 될 수도 있다.

경기도 광명시에 거주하시는 사업가 60대 중반의 L씨는 평소 혈당이 220으로 혈당강하제로도 관리가 어려웠다. 평소 식사량이 엄청난 대식가였다고 한다.

당뇨를 고치려고 지금까지 많은 종류의 제품을 섭취하였으나 효과를 보지 못했다고 한다. 주변 소개로 섭취 6개월 이후 식전 당 수치 220에서 130을 유지하였고, 10개월 이후에 100~105범위에서 유지하고 있는 좋은 사례를 보여 주었다. 결국 당뇨는 충분한 시간을 가지고 믿음으로 NTB-A추출물을 꾸준히 섭취한 사람들은 효과를 보았다. 이들은 결국 혈당이 정상 수치 범위에 달했다.

일산에 거주하시는 60대 H씨의 부인은 식전혈당 230의 고혈압 환자였다. NTB-A추출물을 2년 이상 섭취한 후 현재 당 수치는 정상 수치를 유지하고 있으며 동시에 혈압도 정상으로 떨어졌다.

남편은 수십 년 동안 이름만 대면 알 만한 건강식품 판매 대리점을 운영하면서 수백 종의 제품을 취급한 경험이 있다.

어느 날 NTB-A추출물을 판매하기 전에 아내에게 섭취하게 한 후 확신을 가져 NTB-A추출물을 시판하게 되었고 현재 시판하고 있는 당뇨 제품 중에는 가장 우수하다고 판단하고 있다.

경기도 남양주에 거주하는 J씨(70세)는 식후 혈당 230 정도였다. 고혈당으로 고생하던 중에 NTB-A추출물을 섭취 후 서서히 혈당이 떨어지기 시작한지 2년 후 현재 정상혈당을 유지하면서 혈당강하제도 끊었다.

하루에 NTB-A추출물을 1일 2~3회에서 1회로 줄여 섭취 중이다. 꾸

준한 운동과 금연은 물론 꾸준히 2년을 섭취한 사례로 당뇨는 5장 6부
가 살아야 혈당이 정상으로 돌아온다는 것을 다시 한번 입증한 사례라고
할 수 있다.

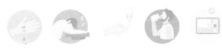

# 당뇨로 고통받다 치료 후 임신해
# 아들을 낳다

30대 후반의 여성인 S씨는 당뇨 걸린지 23년이나 됐다. 소아당뇨로 12살에 걸려 케토산증에 혼수상태에도 빠져 보았다고 한다. 이후 몸에 좋다는 건 다 먹어본 듯 한데 부친이 추천해 준 이 추출물을 먹게 되었다고 한다.

부친 성격이 워낙 꼼꼼하신 분이라 그동안 당에 좋다고 산 제품이며 음식이며 하도 속으셔서, NTB-A추출물을 아시고 공장까지 직접 오셔서 제조과정을 눈으로 확인하신 뒤 추천을 해 주셨다고 한다.

이렇게 제조과정을 보려고 찾아오는 분들이 있는데 나는 대환영한다. 나 역시 얼마나 제품을 잘 만들고 있는지 제조자 입장에서 보여드리고 싶기 때문이다. 이 여성분은 고혈당도 문제였지만 저혈당도 굉장히 심해 응급실에 자주 갔었다고 한다.

혈당 패턴 자체가 고혈당과 저혈당의 연속이라서 혈당 조절하려고 입원해도 의사선생님들이 굉장히 당황해하는 그런 환자였던 것이다. 그녀는 이렇게 말했다.

"NTB-A추출물을 먹고 제일 먼저 몸에 나타난 것은 생리가 규칙적으로 나타났습니다. 당뇨에 걸리고 나서 생리 거르기를 밥 먹듯이 했었고 생리혈색도 저 같은 경우는 갈색이었습니다. 그런데 생리가 정상적으로 나오면서 당이 서서히 잡히더군요. NTB-A추출물을 먹기 전에는 당화혈이 7~8%였었습니다. 그런데 이제 검사하니 5.7% 나왔습니다. 당뇨환자라면 임신도 힘든데, NTB-A추출물 덕에 혈당 조절도 잘 되서 임신도 하고 건강한 아들도 낳았습니다. 감사를 드립니다."

나도 그녀를 축하해 주며 더 열심히 제품을 만들 것을 다짐했다.

미국 LA에 거주하는 H씨(57세)는 당뇨로 쓰러져 구급차로 병원에 이송된 경험이 있었다. 그 당시에 5장6부의 기능이 손상되어 말도 제대로 못하는 상태였었다.

이 후 NTB-A추출물을 1년 6개월간 섭취 후 지금은 당뇨가 치료되어 더 이상 NTB-A추출물을 섭취하고 있지 않다. 아주 건강한 삶을 살고 있는 모범사례다.

이 때문에 현재 LA에서도 많은 사람들이 NTB-A추출물을 복용하고 있다. 그러나 단기간에 당뇨를 완치하려고 하려면 소기의 목적을 달성하지 못한다. 천천히 인내를 가져줄 것을 부탁드리고 싶다.

당뇨는 발병 3~5년 전에 이미 진행된 병으로 단기간에 치료되지 않으며 꾸준히 인내를 가지고 손상된 5장 6부의 기능을 하나하나 회복해야 정상수치에 도달하게 된다는 사실을 잊지 말았으면 좋겠다.

경기도의 한지역에서 한의원을 운영하는 P원장님은 당뇨 환자들에게 NTB-A추출물 원료를 환으로 제조해 처방중이시다.

P원장은 내게 "이 제품을 처방해 보니 특히 효과가 빠르다. 혈당수치가 빨리 줄어들어 환자들이 좋아한다. 여성들은 화장도 잘 받고 숙면이 가능하며 대변량이 증가하는데, 이는 몸속 노폐물이 많이 빠져나온다는 것을 의미한다."고 하셨다.

아울러 이 추출물은 초기 당뇨증상과 췌장염 등의 예방차원에서도 아주 좋다. 당뇨는 5장 6부가 오랫동안 잘못된 상태가 누적돼 발생한다는 것을 계속 주지시켜 왔다.

무엇보다 당뇨 환자는 혈액이 걸쭉하고 찐득해지는데, 이는 몸 안에 각종 찌꺼기가 잔득 쌓여 있기 때문이다. NTB-A추출물은 이 찌꺼기를 씻어주는 역할을 한다. 모쪼록 많은 환자들 또 잠재적 당뇨 환자들이 이 제품을 통해 건강을 되찾고 행복한 삶을 누릴 수 있기를 간절히 바라마지 않는다.

당뇨연구를 위해 중국 당뇨 명의(名醫)들을 찾아간 횟수를 따지면 아마 150여 차례 되지 않을까 싶다. 처음엔 심양을 가다가 다시 단둥의 중국 한방병원을 찾았고 나중에는 수도인 북경에까지 가서 명의들과 연구하며 몸에 좋은 기능을 하는 여러 천연식물들을 소개 받았다. 이미 알려진 효능 있는 식물도 있었지만 한국에서는 크게 사용하지 않는 천연식물들도 있었다.

이렇게 공동으로 연구해 자연식품 수십 가지를 포함시킨 특별한 당뇨제품이 탄생했다. 바로 나노 기법을 이용해 오장육부를 보하는 분말 'NTB-A 추출물'이 탄생된 것이다.

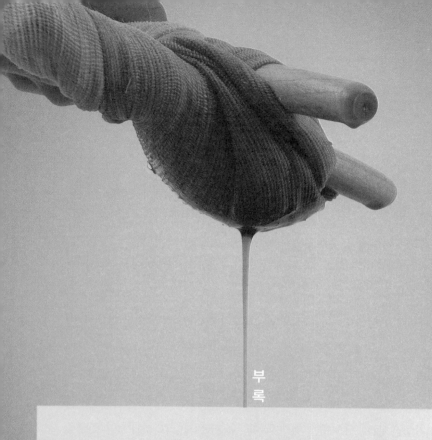

부록

# 당뇨병 올바르게 다스리기
# 평생 당뇨병에 걸리지 않는 건강정보

**암처럼 무서운 당뇨병의 공포! 한번 발생하면 평생 고생하게 되는 당뇨병은** 선진국에서는 "슬로 캔서(Slow Caner)"라 불리며 암과 같이 심각한 질병으로 인식한다. 실제 당뇨병은 암세포와 같이 서서히 진행되어 급성으로 나타나지 않을 뿐이며 우리 몸 전체를 공격하여 삶을 황폐하게 만든다. 그러므로 건강한 생활습관을 몸에 익혀 생활화되도록 해야 한다.

# 당뇨병 올바르게 다스리기 핵심정보

## 1_ 당뇨병이란

1. 우리가 섭취한 음식물이 포도당으로 분해되어 영양분을 필요로 하는 우리 몸 각 부분(세포)으로 전환되지 못하고 오줌으로 배설되는 병.

2. 제1형 당뇨병(선천성:5%): 췌장세포의 파괴로 인슐린의 분비가 불가능. 제2형 당뇨병(후천성:95%): 인슐린 저항과 상대적인 인슐린 결핍으로 혈당을 분해 못함.

3. 당뇨 환자는 전 국민의 10%선(약 4~5백만명), 진행형 당뇨(1.5형 당뇨) 또는 잠재 당뇨 환자는 40세 이후 10명 중 4명.

4. 당뇨병은 5장(간,심장,췌장,폐,신장) 6부(쓸개,소장,위,대장,방광,삼초)에 문제가 있는 병이다. 즉, 삼초(신체의 상지, 중지, 하지로서 몸 전체)의 문제로 단순히 췌장 기능만 나쁜 것이 아니다. 췌장, 콩팥, 간, 위, 심장, 혈액 이상, 핏줄염증, 뼈 속까지 이상이 있는 병이다.

5. 그러나 당뇨 환자들 대부분이 췌장 기능만 이상이 있어 당뇨가 발병한 것 으로 알고 있으나 실제 당뇨 환자 중 췌장 기능이 정상인 사람이 많으며 신장과 간장에 이상이 있어 당뇨로 된 사람도 대단히 많다.

## 2_ 당뇨병 증세를 정확히 이해하고 있는가

1. 초기에 명확한 증세가 없어 조기 치료 기회를 놓치게 됨.
2. 당뇨병으로 판정받는 순간 최소 3~5년 전에 당뇨가 이미 진행된 사실 모름.
3. 三多一少(다음, 다뇨, 다식, 체중 감소)증세가 일반적으로 나타나는데, 때로는 다음, 다뇨증상은 혈당이 대단히 높아야 나타나는 경우가 많아 당뇨인 줄 모르는 경우가 많다. 그러나 일반적 증세로는 입안이 바싹바싹 마르고 배가 고파 허기를 참기 어렵다.
4. 다식증상이 오면 신체가 건강한 것으로 오해하고 질병의 증세를 모르고 지나간다.
5. 체중 감소는 다이어트로 잘못 오인되어 다식과 여위는 증세가 매우 엄중할 때야 병증을 느끼고 의사를 찾음. 결국 당뇨 판정 받는 사례.
6. 통계에 의하면 제2형 당뇨병 환자 중 무증세가 약 57%이고, 체중 감소 환자가 약 35%이며, 다음, 다뇨 증세가 있는 환자는 겨우 8% 밖에 되지 않는다.
7. 당뇨병에 걸려도 "三多"현상이 없을 수도 있다. 특히 스트레스가

많은 정신적인 직업에 종사하는 직장인들 중 대부분 환자에게 나타나지 않고, 정기검사나 다른 질병으로 입원 시 검사에서 발견된 경우가 많다.

8. 짜증을 잘 내고 신경질적인 것을 본인이 모르고 주위에서 이상하게 느낀다.

9. 당뇨는 췌장기능만 나쁜 것이 아니고 간장, 신장, 폐, 혈액염증, 고혈압, 심장병, 뇌혈관 질환 등 한 가지 이상 기능이 떨어진 경우가 많다.

10. 한국인은 비만형이 아니라도 당뇨가 있다. 즉, 한국형 당뇨로서 한국인 유전자는 당뇨에 취약하고 인슐린의 분비 기능이 떨어져 당뇨병 대응에 둔감하고 그래서 비만치 않아도 당뇨가 온다.

## *3_* 혈당이 높으면 무엇이 문제인가?

1. 신장의 신소구가 당을 여과 후 신소관은 당을 흡수해야 하는데, 이것을 흡수치 못하고 소변으로 당이 배설됨. 특히 낮 시간뿐만 아니라 밤새 수차례 화장실을 다녀 잠을 제대로 못 이룬다. 동시에 잠이 부족하면 인슐린의 분비에 장애가 생겨 당뇨병을 더욱 가중시킨다.(일반적으로 밤 11시 이후 인슐린 분비가 완성하고 저항성이 강함)

2. 혈당이 올라가면 눈이 빵빵하고 침침하면서 앞이 잘 보이질 않으며, 특히 어느 날 신문이 잘 보이질 않는다. 당이 내려가면 다시 눈

이 맑아진다.

3. 식후에 즉시 피곤함이 오고, 특히 오후 2~3시 경에는 업무를 볼 수 없을 정도로 맥이 풀려 기력이 없으며 팔, 다리에 힘이 없다.

4. 팔, 다리, 손 등이 저리고 발가락도 아프면서 저린다.

5. 기타 당뇨 합병증이 온다.

## 4_ 혈액 중에 포도당이 증가하면?

1. 비만의 원인: 포도당은 세포내의 영양분으로 에너지로 전환되지 못하면 결국 지방으로 축적 → 하복부 비만.

2. 신부전증: 신장의 모세혈관이 고삼투압에 의해 파괴·신장기능 저하·요단백, 정력감퇴, 만성피로.

3. 췌장기능 저하: 포도당이 췌장기능을 자극하여 인슐린을 필요 이상 과다분비·췌장을 지치게 함. 당뇨 유발.

4. 성기능 저하: 혈중 포도당은 정자의 생성을 억제·발기부전.

5. 혈액의 농도가 증가하여 고혈압 유발·심장기능까지 이상.

6. 심장기능 이상으로 족부 끝 말초신경까지 혈액 공급부족으로 족부 궤양 원인.

## 5_ 당뇨병은 유전되는 것인가?

1. 부모 중 1명이 당뇨병이면 30% 유전, 양쪽이 당뇨병이면 60% 유전.

2. 현대병으로 이제는 부끄러운 병이 아니라 누구나 발병할 수 있다.

3. 부모가 당뇨병이면 그 집안 전체가 당뇨병인 경우가 많다.

4. 정기적인 검진과 관리가 절실히 요구된다.

5. 특히 청소년들에게 비만과 더불어 당뇨 환자가 급증하고 있어 심각한 사회문제가 되며, 이들이 성인이 되어 또다시 2세가 당뇨가 될 확률이 높아 세심한 주의가 요구된다.

## 6_ 당뇨 합병증 환자 경험 사례

1. 눈이 아파서 병원에 갔는데 의사가 당뇨병이라고 하면서 당뇨가 몇 년 됐다고 함. 계속 방치하면 실명위기 처함.

2. 급성 폐렴으로 병원에 갔는데 당뇨병 판정 받음.

3. 회사 정기종합 신체검사 시 고혈압 및 당뇨 판정 받음.

4. 가슴이 답답하고 찌르는 듯이 몇 초 순간 아파서 병원 검사했더니 심장병으로 판정받는 사례, 동시에 당뇨 합병증 판정.

5. 계절이 바뀌면서 또는 날씨가 다소 흐린 날에 머리가 아프거나 순간에 어지럼 증세가 나타나는 경우는 뇌졸중 증세. 동시에 당뇨병 판정 받는 사례.

6. 손, 발끝이 저리거나 신경통이 심하게 나타나며 아프면서 가렵고 피부가 빨간색 띠면서 진물이 나는 경우는 당뇨에 의한 피부 가려움증과 동시에 피부가 썩어가는 현상으로 족부궤양에 의한 최종 다리 절단할 경우 생김.

7. 기타 합병증 사례 : 고혈압(혈관의 염증과 혈액의 잡질), 심장병(고혈압으로 심장에 무리), 기억력감퇴(뇌세포 괴사, 중풍), 피부가려움(세포 괴사현상: 여성은 질 부위 당분으로 인해 균이 발생 → 말초신경까지 혈액 공급이 안 됨 → 피부가 붓는다 → 반대로 세포 재생시는 개미가 기어가듯 간지러운 느낌), 시력장애(백내장, 녹내장), 손발마비, 신경통, 성기능장애(혈액 중에 혈당은 성호르몬 분비 억제), 최종 당뇨병이 어느 정도 진행시 반드시 동맥경화(뇌, 심장, 신장 장애로 전환).

## 7_ 혈당이 정상으로 관리되면 당뇨는 치료되는가?

1. 혈당이 정상이면 당뇨 합병증은 분명히 예방할 수 있다. 그러나 나이가 들서 신체는 노화가 되고 실상 혈당은 정상이라도 합병증은 서서히 진행된다고 보는 시각이 정확할 것이다.
2. 물론 합병증의 진행 정도는 혈당관리를 어떻게 하느냐에 차이가 있겠으나 진행 정도는 환자마다 시간의 문제이고 따라서 양자(중의, 서의)를 병행하여 모두 선택하면 분명히 치료 가능성이 있으며 환자 본인의 당뇨에 대한 지식과 현명한 대처가 요구된다.

## 8_ 혈당은 왜 상승하는가?

1. 음식을 주의하지 않는 경우(음주, 흡연, 기름진 음식, 서구식 음식).

2. 스트레스(성질이 급하고 신경질적이며, 업무적으로 협력 대상이 아니라 싸우고 매사 짜증을 잘 내는 것).
3. 생활상의 과로, 수면질의 저하.
4. 노화로 5장의 기능이 떨어지는 것.

## 9_ 혈당치가 잘 떨어지지 않는 이유는?

1. 당뇨병이 중병인 경우(심장병, 간병,췌장염, 신장염, 요단백, 뇌혈관 질환).
2. 위장, 신경관련 질환(당뇨로 말초혈관 파괴된 경우), 팔 다리 저리고 아픔, 고혈압, 고지혈, 혈관 염증, 뼈 속 염증 등의 경우에는 혈당이 잘 떨어지지 않거나 병원 혈당강하제로도 정상으로 관리가 어렵다. 이 경우는 양자 방법을 혼합하면 정상으로 관리되면서 합병증도 더 이상 발전되지 않고 총체적으로 개선된다.

## 10_ 당뇨병을 예방하려면?

1. 철저한 식사관리: 먹지 말라는 뜻이 아니다. 적절히 알아서 먹자. 즉, 기름진 고칼로리 음식과 과도한 음주, 흡연은 당뇨의 지름길이고 특히 학교 방과 후 포장마차, 떡볶이, 튀김류 등과 fast food 들은 어린이 당뇨의 원인이다. 즉, 옛날 시골 밥상 위주의 식단으로 잡곡밥, 청국장, 된장찌개, 산나물과 같은 야채식으로 식사한다.

2. 스트레스 받지 말고, 꾸준히 운동한다.

3. 식사는 거르지 않고 시간을 철저히 지킨다.

4. 복부비만은 당뇨의 신호이므로 관리한다.

## 11_ 당뇨병 극복사례

1. 철저한 혈당관리를 하는 환자는 대부분 생활에 지장이 없다. 특히 음주, 흡연, 운동 등 절제 있는 생활을 한다.

2. 건강식품을 철저히 선별하여 자기 몸에 맞는 제품을 섭취하며 동시에 병원에서의 혈당강하제와 잘 조합해서 관리한다.

3. 스트레스를 받지 않으려고 노력하고 마음의 심정을 너그럽게 생활한다.

## 12_ 올바른 당뇨제품 선택방법

1. 혈당만 조절하는 제품인지 아니면 5장 6부의 기능을 정상화하여 당뇨의 근본을 개선하는 제품인지 판단한다. 이것은 구입하기 전 각 제조 회사의 소비자상담실에 문의하여 꼼꼼히 확인한다.

2. 특히 천연에서 자생하는 식물재료(천연물)로서 한 가지 성분이 아닌 여러 성분으로 과학적으로 배합된 제품이어야 한다.

3. 당뇨환자용식품은 의약품이 아니므로 섭취 후 짧은 시간에 혈당이 급격히 떨어지지 않으며 그래서 장기간 꾸준히 섭취하여야 한다.

4. 당뇨는 5장6부가 정상으로 유지되기 시작하면 혈당이 스스로 서서히 떨어져 개인간 차이는 있겠으나 짧게는 수개월 길게는 수년이 소요될 수 도 있다. 당뇨는 판정 받은 날로부터 이미 3~5년 전에 시작되었으므로 역으로 정상수치에도 많은 시간이 소요된다.

## *13*_ NTB-A추출물이란?

NTB-A 추출물은 짙은 갈색의 과립 분말이다. 주요성분으로는 갈근, 황기, 맥문동, 옥수수수염, 산약, 사삼, 숙지황, 황정 등 수십 종류의 천연에서 자생하는 식물들을 과학적으로 배합하여 추출하고 농축한 다음 건조분말로 제조하였다. 다시 건조분말을 초고속 미세분쇄 하여 여기에 당뇨환자에게 필요한 필수 영양성분인 비타민(A, B1, B2, B6, C, D, E), 엽산, 니아신, 철, 아연, 칼슘 등을 배합하고 과립으로 제조되었다. 제조과정에서 상기 성분들 외에 일체 부형제 성분 및 방부제성분, 맛성분 등을 가미하지 않았다.

## *14*_ NTB-A추출물 섭취방법 및 주의사항

1일 2~3회, 1회 1~2포를 식사 후에 따뜻한 물과 함께 섭취하면 된다. 섭취 후 특정 원료 성분에 알레르기 체질이 있는 분이 있을 수 있다. 대부분은 괜찮지만 위경련, 구역질, 위 쓰림, 설사, 피부가려움증 등의 증상이 나타나면 섭취를 중단해야 한다. 그러나 이런 사례는 거의 없는 편이다.

## 평생 당뇨병에 걸리지 않는 건강정보

평생 어떻게 해야 당뇨병에 걸리지 않을까?

한마디로 5장6부를 강하게 해야 한다. 우리의 신체는 나이가 들면서 5장6부는 서서히 그 기능이 약해져서 대표적으로 혈압과 혈당이 상승하게 된다. 특히 음주 중에서 고농도의 강한독주와 스트레스는 당뇨병에 지름길이다.

현대에 이르러 과거와는 달리 남녀 구분 없이 젊은 시절부터 음주를 일찍 시작하여 당뇨병 환자가 크게 증가하고 있다. 음주는 5장6부를 손상시켜 당뇨와 고혈압을 유발한다. 따라서 스트레스와 음주를 절제하고 저칼로리 식사와 매일 꾸준히 운동하여 5장을 튼튼히 해야 한다.

동시에 당뇨병 환자들에게는 겨울철에는 혈당관리에 어려움을 겪으면서 한마디로 추위는 독인 셈이다. 겨울에는 인슐린 저항성이 높아진다는 미국의 연구결과가 있다. "추운날씨에 혈당이 잘 안 잡혀 병원을 찾는 환자가 적지 않으며" 생활습관 관리를 더욱 철저히 해야 한다.

1. 추위

겨울에 찬 공기에 말초신경이 노출되면 손발이 저리고 시리고 화끈거리는 당뇨병성 말초신경병증 같은 합병증이 악화된다. 심한 경우 괴사가 진행될 수 있다.

## 2. 운동부족

겨울에는 신체활동량이 자연스레 줄어든다. 운동량은 혈당조절과 직접적인 관계가 있다. 유산소 운동 외에 근력운동을 충분히 하여야한다. 허벅지근육 강화운동, 복부근육 노약자가 아니라면 강화운동 등 근육이 많을수록 혈관 속에 당분을 빠르게 소모한다. 마라톤이나 테니스 같은 5장을 튼튼히 하는 운동도 필요하다.

## 3. 음식

고칼로리, 고탄수화물, 고지방 음식은 혈당조절이 안 돼 당뇨병에 노출되기 쉽다. 특히 야간에 소주나 삼겹살 치킨과 같은 고칼로리 식사는 당뇨병에 쉽게 걸리게 한다. 음주를 하면 위장, 간장, 폐, 신장, 방광, 췌장세포가 파괴되어 쉽게 당뇨병에 걸린다.

평소에 음주를 줄이고 저칼로리 야채위주 식사는 당뇨병을 예방한다. 동시에 당뇨병환자가 아니라도 당뇨병 예방차원에서 NTB-A추출물을 평소에 피곤하거나 음주 후에 섭취하면 당뇨병을 예방하고 5장6부를 보호한다.

음주 후 숙취해소음료 등은 간장만 보호되므로 나머지 장기는 손상되거나 그 기능이 서서히 저하되어 급기야 당뇨병에 걸린다. 평생 당뇨병에 걸리지 않기 위해서는 음주를 하더라도 후에 몸 관리는 본인의 몫이다.

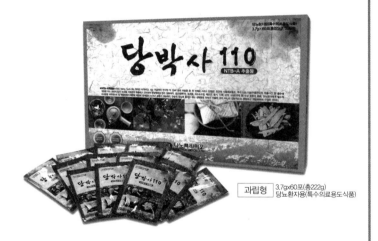

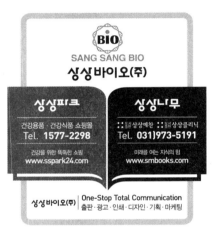